AF402423

Paris, 14 août.

Depuis quelque tems, on voit les écrivains politiques s'agiter pour & contre le traité d'alliance que la France & l'Espagne ont contracté. Les uns veulent qu'on rompe u traité, qui peut à chaque instant constituer la France e état de guerre ; les autres pensent qu'on doit le conserve dans toute son intégrité, & que de son maintien dépend l salut de l'état. Il en est d'autres qui proposent un term moyen, c'est de modifier ce même traité, en le réduisan aux conditions purement défensives. « Le pacte de famille disent-ils, doit disparoître, & un pacte national le rem placer. Les articles, qui renferment quelques stipulation offensives, seront effacés ; mais tous ceux qui stipulen l'engagement d'une défense réciproque, doivent être re nouvellés, resserrés, & consacrés par le vœu national »

Dans cette dernière opinion, la France seroit dans l'o bligation d'être auxiliaire de l'Espagne, aussi souvent qu celle-ci seroit dans le cas de faire une guerre défensive quel qu'en fût la cause. Il nous semble que ce rôle subal terne convient peu à la puissance Françoise. Si elle doi jouer un rôle dans l'Europe, c'est celle de puissance médiatric armée pour l'observation des loix de la justice. Naturelle ment alliée de toutes les nations, elle ne doit avoir de trait particulier avec aucune d'elles. Amie de tout les peuples, il est de sa dignité, il est même de son devoir de mar cher contre le premier qui déployera l'étendart de la guerre. Toute aggression ne nuit pas seulement au peuple qui souffre l'invasion ; mais aussi de proche en proche à tous les peuples de la terre.

L'ART

DE GUÉRIR

LES HERNIES

OU

DESCENTES.

L'ART
DE GUÉRIR
LES HERNIES
OU
DESCENTES;

Ouvrage utile aux personnes attaquées de ces Maladies, & dans lequel on trouvera la meilleure méthode de conſtruire les Bandages convenables à leur curation.

TROISIEME ÉDITION:

Corrigée & augmentée d'un Vocabulaire Français.

Par M. BALIN, reçu au Collége Royal de Chirurgie pour les Hernies, Chirurgien-Herniaire des Hôpitaux & Prisons de Paris, & ci-devant Chirurgien aux Armées.

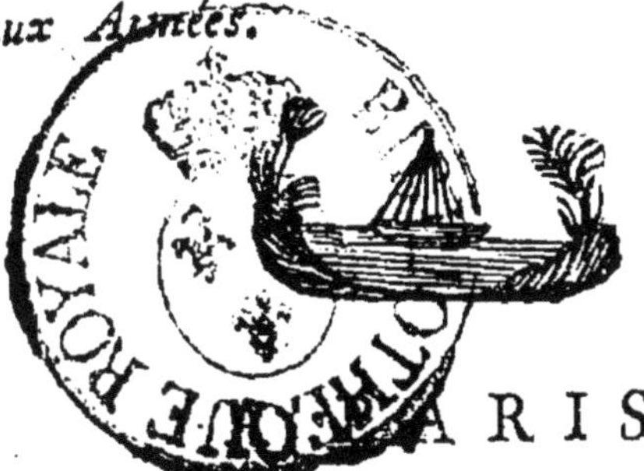

À PARIS,

Chez l'Auteur, place de Gréve, au coin de la rue de la Tannerie.

M. DCC. LXXXIV.

Avec Approbation & Privilége du Roi.

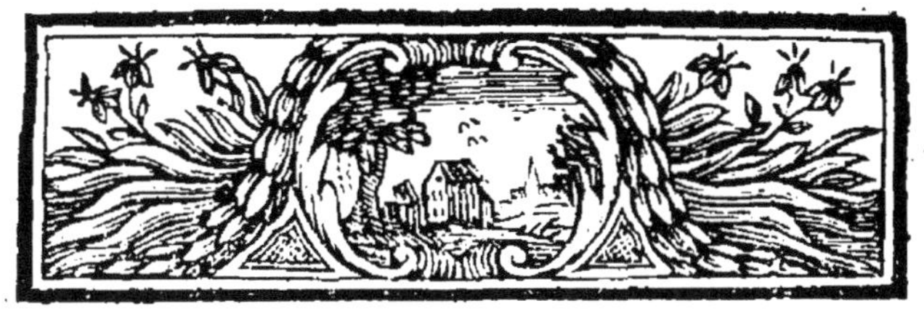

A MONSIEUR

LE MARQUIS

DE SERENT,

MARÉCHAL DES CAMPS ET
ARMÉES DU ROI, GOUVERNEUR
DE MONSEIGNEUR LE DUC
D'ANGOULEME, ET DE
MONSEIGNEUR LE DUC DE
BERRY, &c. &c.

MONSIEUR,

L'OUVRAGE que j'ai l'honneur de mettre sous votre protection, n'est pas naturellement d'une espece à vous être présenté. Mais les bontés que vous m'avez témoignées dans la guerre en Allemagne, & le goût que je

a

vous connois pour tout.ce qui peut
être utile à l'humanité, me font espé-
rer que vous voudrez bien agréer
l'hommage de ce travail, que l'in-
térêt public m'a fait entreprendre.
Trop heureux s'il peut être de quel-
qu'utilité à mes concitoyens, &
vous être une preuve du profond
respect avec lequel j'ai l'honneur
d'être,

MONSIEUR,

Votre très - humble &
très-obéissant serviteur,
BAEIN.

APPROBATION.

J'ai lu, par ordre de Monseigneur le Garde des Sceaux, un Manuscrit, qui a pour titre : *L'Art de guérir les Hernies ou Descentes*, par M. BALIN : je n'y ai rien trouvé de contraire à la permission de l'imprimer.

A Paris, le 14 Août 1778.

LOUIS, Censeur Royal.

PRIVILEGE GÉNÉRAL.

LOUIS, PAR LA GRACE DE DIEU, ROI DE FRANCE ET DE NAVARRE : A nos amés & féaux Conseillers, les Gens tenans nos Cours de Parlement, Maîtres des Requêtes ordinaires de notre Hôtel, Grand-Conseil, Prevôt de Paris, Baillifs, Senéchaux, leurs Lieutenans Civils, & autres nos Justiciers qu'il appartiendra. SALUT : Notre amé, le sieur BALIN, Chirurgien-Herniaire, Nous a fait exposer qu'il désireroit faire imprimer & donner au Public, *L'Art de guérir les Hernies ou Descentes*, de sa composition, s'il Nous plaisoit lui accorder nos Lettres de Privilége à ce nécessaires.

v

A CES CAUSES, voulant favorablement traiter l'Exposant, Nous lui avons permis & permettons de faire imprimer ledit Ouvrage autant de fois que bon lui semblera, & de le vendre, faire vendre par tout notre Royaume. Voulons qu'il jouisse de l'effet du présent Privilége, pour lui & ses hoirs, à perpétuité, pourvu qu'il ne le rétrocede à personne ; & si cependant il jugeoit à propos d'en faire une cession, l'Acte qui la contiendra sera enregistré en la Chambre Syndicale de Paris, à peine de nullité, tant du Privilége que de la cession, & alors par le fait seul de la cession enregistrée, la durée du présent Privilége sera réduite à celle de l'Exposant, ou à celle de dix années à compter de ce jour, si l'Exposant décede avant l'expiration desdites dix années. Le tout conformément aux articles IV & V de l'Arrêt du Conseil du 30 Août 1777, portant Réglement sur la durée des Priviléges en Librairie. Faisons défenses à tous Imprimeurs, Libraires & autres personnes, de quelque qualité & condition qu'elles soient, d'en introduire d'impression étrangere, dans aucun lieu de notre obéissance ; comme aussi d'imprimer ou faire imprimer, vendre, faire vendre, débiter ni contrefaire ledit Ouvrage sous quelque prétexte que ce puisse être, sans la permission expresse & par écrit dudit Exposant, ou de celui qui le représentera, à peine de saisie & de confiscation des exemplaires contrefaits, de six mille livres d'amende, qui ne pourra être modérée, pour la premiere fois, de pareille amende & de déchéance d'état en cas de récidive, & de tous dépens, dommages & intérêts, conformément à l'Arrêt du Conseil du 30 Août 1777, concernant les Contrefaçons. A la charge que ces Présentes seront enregistrées tout au long sur le Registre de la Communauté des Imprimeurs & Libraires de Paris, dans trois mois de la date d'icelles ; que l'impression dudit Ouvrage sera faite dans notre Royaume, & non ailleurs, en beau papier & beaux caractères, conformément aux Réglemens de la Librairie, à peine de déchéance du présent Privilége ; qu'avant que de l'exposer en vente, le manuscrit qui aura servi de copie à l'impression dudit Ouvrage sera remis dans le même état où l'Approbation y aura été donnée ès-mains de notre très-cher & féal Chevalier, Garde des Sceaux de France, le sieur HUE DE MIROMENIL, Commandeur de nos Ordres ; qu'il en sera ensuite remis deux exemplaires dans notre Bibliotheque publique, un dans celle de notre Château du Louvre, un dans celle de notre très-cher & Féal Chevalier, Chancelier le sieur DE MEAUPEOU, & un dans celle dudit sieur HUE DE MIROMENIL. Le tout à peine de nullité des Présentes ; du contenu desquelles vous mandons & enjoignons de faire jouir ledit Exposant & ses hoirs pleinement & paisiblement, sans souffrir qu'il leur soit fait aucun trouble ni empêchement. VOULONS que la copie des Présentes ; qui sera imprimée tout au long au commencement ou à la fin dudit Ouvrage, soit tenue pour duement signifiée, & qu'aux copies collationnées par l'un de nos amés & féaux Conseillers-Secrétaires, foi soit ajoutée comme à l'original. COMMANDONS au premier notre Huissier sur ce requis , de faire pour l'exécution d'icelles , tous Actes requis & nécessaires , sans demander autre permission ; & nonobstant clameur de Haro , Charte Normande , & Lettres à ce contraires. CAR tel est notre plaisir. Donné à Paris , le dixieme jour du mois de Septembre , l'an mil sept cent quatre-vingt-trois , & de notre regne le dixieme.

Par le Roi, en son Conseil. LE BEGUE.

Regiftré fur le Regiftre XXI de la Chambre Royale & Syndicale des Libraires & Imprimeurs de Paris , n.° 3040 , folio 942 , conformément aux difpofitions énoncées dans le préfent Privilege , & à la charge de remettre à ladite Chambre les huit Exemplaires prefcrits par l'Article CVIII du Réglement de 1723. A Paris , ce 18 Septembre 1783.

LECLERC, Syndic.

TABLE
DES CHAPITRES
CONTENUS DANS CE VOLUME.

Fin de la Table.

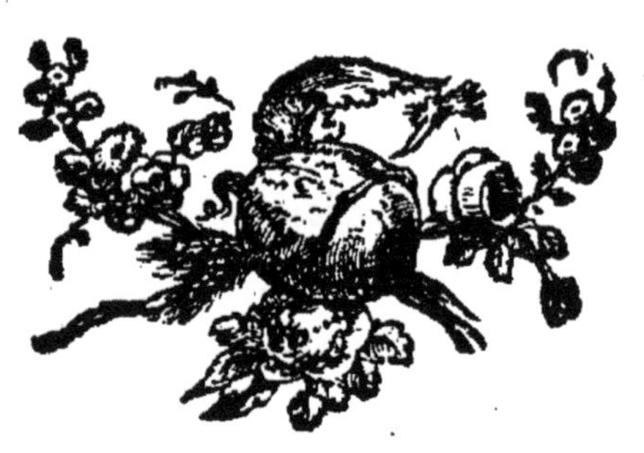

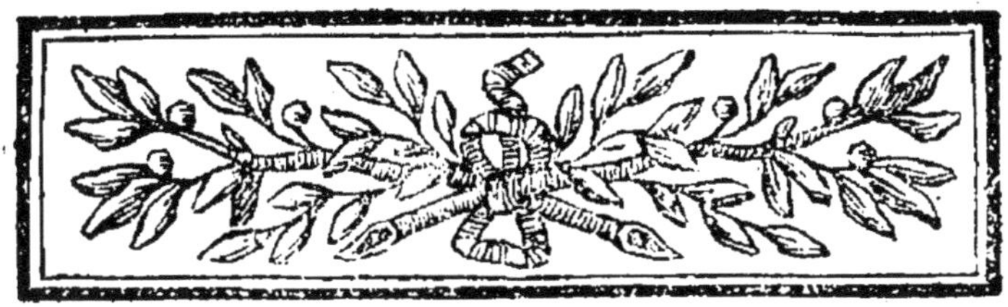

PRÉFACE.

L'OUVRAGE que je présente au Public n'étoit pas destiné à voir le jour. Je ne l'avois dabord entrepris que pour mon utilité particuliere, dans le dessein de rassembler, sous un même point de vue, tout ce qui concerne la partie de la Chirurgie, que j'ai embrassée, à la plus saine doctrine ; j'ai tâché de joindre le plus de clarté qu'il m'a été possible : je crois avoir réussi, & c'est ce qui me fait penser à rendre public mon ouvrage. Si mon projet n'est pas pleine-

ment rempli, j'aurai au moins,
en attendant que de plus habiles
l'exécutent, le double avantage
& de l'avoir tenté, & peut-être
de leur en inspirer l'envie. Le
Public n'y perd rien, & l'Art
ne peut qu'y gagner.

J'ai insisté sur les Bandages.
On n'en trouve que des descrip-
tions très-superficielles, dans les
Auteurs anciens qui ont le mieux
écrit sur les Hernies, tandis
qu'ils entrent dans les plus mi-
nutieux détails sur ceux qui con-
viennent aux autres maladies,
de manière que les connoissances
que l'on a depuis plusieurs siécles
sur ces Brayers ou Bandages des
Hernies, ne nous ont, pour
ainsi dire, été transmises que

par tradition. Il n'y a pas encore
un siecle que Deblegny accusoit
les Chirurgiens de négligence à
cet égard. On n'a plus le même
reproche à leur faire , graces à
l'activité & à la vigilance avec
lesquelles l'Académie de Chi-
rurgie se porte sur les objets
où l'Art montre sa stérilité ; elle
ramasse avec une avidité sage
& circonspecte les richesses épar-
ses qui peuvent servir à reculer
les bornes de l'Art , en frayant
des routes neuves & faciles à
la curation des maladies ; c'est
à l'émulation qu'inspire cette
savante & laborieuse Société,
que nous devons les progrès
rapides qu'a fait depuis environ
trente ans la partie des Hernies...

Auparavant elle étoit dans une
très-grande difette. Qu'on par-
coure l'Hiftoire , on trouve la
cure de ces infirmités livrée à
des obfervations dangereufes ,
mutilatoires & infideles. Il n'y
eft prefque point queftion de
Bandages ; ceux que l'on y ex-
pofe font fi imparfaits que l'on
n'avoit pas de grands avantages
à attendre de leur application;
Celfe , qui ne les propofe que
pour les enfans , montre, par la
maniere dont il en parle , l'opi-
nion qu'il avoit de leur influence.
« Si le boyau , dit-il , defcend
» à un enfant avant que d'en
» venir à l'opération , il eft à
» propos d'effayer le Bandage. »
A cette intention , l'on fait une

bande , au bout de laquelle on coud une pelotte de linge , qui , étant placée fur l'ouverture , s'oppofe au paſſage de l'inteſtin ; on fait , avec le reſte de la bande , un circulaire , autour du corps , de maniere que l'inteſtin étant ainſi contenu , fouvent les tuniques rapprochées ſe recollent.

Depuis cette époque juſqu'à Ambroiſe Paré , on n'apperçoit pas que l'Art ait fort avancé la perfection des Bandages. Ce grand Chirurgien décrit le point doré , comme une opération encore familiere à la cure des Hernies ; auſſi la matiere & la forme des Bandages avoient quelque chofe de ſi défectueux , & de ſi incommode que l'on ne pouvoit pas faire grand fond sur l'application ; on ne savoit d'autre moyen de les soutenir autour du corps , que le scapulaire ou l'épantiere dans les Bandages à deux côtés ; la plaque étoit composée d'une seule piece percée pour le passage du pénil, ce qui ne pouvoit manquer de la rendre inégale , peu exacte, & incapable de contenir sûrement les parties. Malgré les défauts de ces Bandages , ils ne laissoient pas d'opérer quelques guérisons. Paré fait mention d'un Prêtre de la Paroisse S. André-des-Arcs , attaqué de cette maladie , qu'il guérit à l'âge de quarante ans , par le Bandage & ses remedes. Il parle encore de

quelques autres guérisons obte-
nues par l'usage seul du Ban-
dage, & il en conclut, contre
les châtreurs de son temps,
ce que l'on pourroit en conclure
encore aujourd'hui contre ceux
du nôtre : *qu'il ne faut pas se*
presser de mutiler, comme ils
font, *les jeunes garçons*.

Maintenant, la Chirurgie est
trop éclairée pour se permettre
de semblables mutilations ; elles
font la honte des hommes, qui,
dans leur enfance, ont été les
victimes malheureuses de l'aveu-
gle crédulité de leurs parens; c'est
peut-être de là, pour le dire en
passant, que dérivent la dissimula-
tion & le profond secret dans les-
quels se cachent les personnes affli-

gées de cette fâcheufe infirmité. Heureufement ils peuvent trouver, dans les lumieres de la Chirurgie moderne, de quoi bannir leurs allarmes fauffes ou réelles ; elle faura, finon guérir leurs maux, au moins les foulager, fans les dépouiller des marques précieufes de leur virilité.

Pigray, difciple de Paré, fait voir, par des exemples frappans de morts inopinées, les dangers de la plupart de ces opérations, qu'il tend à profcrire, à l'exemple de fon illuftre Maître ; cependant il regarde encore les Bandages comme des moyens qu'il réferve aux jeunes enfans ; car bien qu'il les confeille pour les adultes, il ne paroît pas en attendre grand fuccès.

Du temps de Fabrice d'Aqua-
pendente, on commençoit à se
servir de différentes matieres,
pour la composition des Ban-
dages, & même du fer dont nous
nous servons aujourd'hui, comme
on peut s'en convaincre par la
lecture de ses opérations Chi-
rurgicales : « Si la dilatation est
» considérable, dit cet excellent
» Auteur, on y remédie par les
» médicamens & par le brayer,
» lequel se fait ou de linge plié,
» ou de bois, ou de fer. » Il
paroît qu'il avoit plus de foi
que nous aux topiques ; car il
ajoute : « Toutes ces opérations
» sont bien sûres, & souvent con-
» glutinent les parties », pourvu
que, sous le pelotton, ou le

couſſinet , on mette un cérat aſtringent qu'il décrit.

Ces Bandages n'étoient pas parvenus au dégré de perfection où ils ſont aujourd'hui ; ils ne laiſ-ſoient pas de procurer les avanta-ges les plus brillans, à l'aide des remedes & des topiques, que nous négligeons peut-être trop. Le même Auteur rapporte une anec-dote bien propre à confirmer ce que j'avance : Un Chirurgien de ſon temps , qu'il nomme Horace de Norſie , Opérateur très-expert dans cette partie, faiſoit, chaque année , l'opération ſur plus de deux cents malades. Dès qu'il eût commencé à employer les Banda-ges & les Médicamens , il ne la faiſoit pas ſur vingt , parce

que, ajoute-t-il, ils guériſſoient
par ces moyens. On voit, par ce
détail, l'empire du préjugé, &
les difficultés que l'on a eu a
reconnoître, d'une maniere effi-
cace, l'inutilité & la cruauté
de la plupart des opérations
qu'on tentoit alors pour la gué-
riſon de cette maladie ſi fréquente.
C'eſt le ſuccès que l'on obtient
des Bandages, qui acheva de
déſiller les yeux, & de proſcrire
ces curations meurtrieres.

Les deux Lequin ont mis en
vogue les Bandages de fil de fer,
& ils avoient ſur les Bandages
connus juſqu'alors, des avan-
tages au moins apparens ; c'étoit
de ſe mieux mouler aux différentes
formes du corps, d'avoir plus

d'élasticité que le fer ; mais , comme ces avantages ne se soutenoient pas long-tems, & qu'on ne pouvoit compter que pour quelques jours sur l'effet de ces machines , on ne tarda pas à s'en dégoûter.

Deblegny , qui parut vers le même tems, mit les premiers dans le discrédit, par les Bandages d'acier battu à froid qu'il prôna, avec Enthousiasme. Il recommande quelquefois les Bandages de fil de fer, peut-être pour s'accoutumer au goût du public, qui n'en étoit pas encore bien désabusé. Ce qu'il y a de certain, c'est que l'acier battu à froid, a une élasticité plus durable, & un point d'appui plus solide que le fil de fer. Cependant, à la longue, il perd comme ce dernier, ces qualités, & n'a jamais la solidité constante des lames composées de fer & d'acier bien trempé. Delaunay, Chirurgien Herniaire, fut l'inventeur de plusieurs Bandages qui ne sont pas tous d'un égal mérite. Son Bandage d'acier à vis, n'est pas à mépriser pour les personnes grasses, dont les Hernies sont difficiles à contenir, ou qui ne peuvent supporter les sous-cuisses. Il donne plus que les autres, la facilité de graduer la pression convenablement. Il est vrai que si le pas de la vis s'use, ce qui arrive plutôt ou plus tard, il perd cet avantage; mais qu'est-ce que le tems ne

détruit pas ? Un autre défaut
c'eſt de laiſſer échapper les parties
ſupérieurement , tandis qu'il
comprime trop bas : mais ce dé-
faut n'eſt pas irréparable.

Le Bandage à charniere, de ſon
invention, qu'il vante pour la
commodité du tranſport dans les
voyages, offre autant de volume,
& plus de peſanteur que les Ban-
dages ordinaires , & n'a pas la
même ſûreté dans l'application.
Ce n'eſt donc pas ſans raiſon
que l'on en a preſcrit l'uſage.
On trouve encore , du même Au-
teur, un autre Bandage à cercle
d'acier , à reſſort, que l'Acadé-
mie de Chirurgie a honoré de ſon
approbation : ce Bandage de-
vient propre aux deux côtés ,

par le moyen d'une seconde pla-
tine, dont la queue paſſe dans la
premiere, & ſe fixe à telle diſ-
tance, qu'il convient pour porter
ſur l'un & l'autre anneau. Cette
platine eſt arrêtée par une vis
qui rentre & reſte dans l'écrou
pratiqué à la premiere platine,
pour former le Bandage à deux
côtés. Ce Bandage, conſidéré
comme ſimple, eſt excellent : ce-
pendant, par rapport à l'étoffe,
je préférerois un mélange de fer
& d'acier, qui eſt d'une élaſti-
cité plus ſolide & plus durable.
Je ne vois pas ce que l'on gagne
à rendre ce Bandage propre aux
deux côtés par le moyen qu'on
vient d'expoſer. On ne peut re-
garder comme un avantage dans

un même fujet, cette facilité de
rapprocher ou de reculer les pe-
lottes à fon gré, puifque les ou-
vertures gardent conftamment
le même fiege ; à quoi bon ren-
dre amovible les pelottes qui les
recouvrent ? A moins qu'on ne
veuille étendre leur ufage à plu-
fieurs fujets, ce qui peut deve-
nir utile dans les magafins que
l'on eft obligé de faire pour les
hôpitaux ou les infulaires, qui
ne font pas à portée des Chi-
rurgiens Herniaires : mais ce
qui l'emporte, dans le plus grand
nombre des cas, fur cette inven-
tion, c'eft le Bandage vulgaire-
ment appellé Bandage à demi-
corps. Il confifte en deux Ban-
dages fixés poftérieurement par

une

une boucle : nous nous étendrons ailleurs sur son utilité. Il y a bien des années que ce Bandage est connu ; je ne sais à quel titre un Auteur moderne s'en attribue l'invention.

Berenger publia, vers le même tems, un traité des Hernies, qui sent un peu le charlatanisme. Il préconise ses Bandages, qu'il ne décrit pas ; il éleve au-dessus de tous les remédes communs, ses Panacées, Elixirs, Baumes, Emplâtres, & un magasin d'autres mystérieuses recettes de cette nature ; de sorte qu'on ne voit pas si les Bandages lui doivent quelque perfection réelle.

Feu M. Suret a inventé pour l'Exomphale un nouveau Ban

dage fort ingénieux, & qui, par
le moyen d'un reſſort de mon-
tre qui ſe trouve logé entre
deux plaques, prête merveilleu-
ſement aux mouvemens d'inſ-
pirations, & à toutes les atti-
tudes que peut prendre le corps
ſucceſſivement. On regarde ce
Bandage comme un chef d'œu-
vre digne de la Chirurgie mo-
derne ; auſſi l'Académie de Chi-
rurgie l'a-t-elle honoré d'une ap-
probation diſtinguée. M. Suret
ajoute, qu'il a employé ce Ban-
dage avec le même ſuccés : mais
avec des modifications différentes
(bien entendu) pour contenir
des paquets d'hémorroïdes.

Cette perfection dans les Ban-
dages, & les différens changemens

qu'eſt à même de faire un Chi-
rurgien éclairé ſur la nature des
parties, & ingénieux dans ſes
recherches, devroient opérer des
guériſons journalieres. Et peut-
être ſeroient-elles plus commu-
nes, ſi l'on négligeoit moins les
moyens que les anciens joig-
noient avec fruit à leurs conten-
tifs, tous imparfaits qu'ils étoient.
Je conviens que l'application
de ces moyens n'eſt pas toujours
propoſable.

Les Médicamens ne ſont pas
toujours utiles : ſouvent la cure
palliative eſt la ſeule qu'on doi-
ve raiſonnablement tenter ; &
lors même que les Médicamens
ſont indiqués, ils peuvent deve-
nir dangereux de mille manieres

entre les mais des Chirurgiens qui les proftituent, fi j'ofe me fervir de ce terme.

Les Bandages que je vois dé-biter tous les jours par des bour-fiers ou autres faifeurs de cette trempe, ont fouvent le même fort. A quels périls ne s'expo-fent pas les malades, qui prodi-guent leur confiance à des gens que l'on peut taxer d'ignorance : car c'eft manquer de connoif-fance, d'humanité, que de vouloir guérir des maux qu'on ne connoît pas. Moins on voit de dangers, plus on en court. Auffi n'eft-il pas rare de voir leurs machines fomenter les maux des malades qui les por-tent, & au lieu de les prévenir,

les rendre souvent incurables.
ou mortels.

Ce qui décele dans ces ouvriers
l'impéritie la plus grossière, c'est
que j'ai vu des brayers appli=
qués par eux sur des bubons.
Y a-t-il erreur moins excusable ?
En supposant qu'ils eussent pris
la tumeur pour une Descente,
pouvoient-ils raisonnablement se
permettre l'application d'un Ban-
dage, sans auparavant avoir
rendu les parties à l'ordre natu-
rel ? Quels avantages, sans cette
précaution, avoient-ils à atten-
dre de leur manœuvre ?

Tous les Bandages peuvent
être utiles, j'en conviens : & l'ex-
périence m'a appris qu'il n'y
en a pas tant à rejetter que l'on

croit de l'arſenal de Chirurgie. J'ai vu quelques-unes de ces machines, dont la proſcription eſt générale, remplie parfaitement des indications auxquelles d'autres plus eſtimés, & plus eſtimables en effet n'avoient ſu ſatisfaire : c'eſt pour cela même que leur choix demande plus de ſavoir & d'intelligence. Les ignorans font les meilleurs remédes ! autant de poiſons qui tuent infailliblement les perſonnes aſſez téméraires pour s'y livrer : à l'ombre d'une routine quelquefois heureuſe & toujours aveugle, ils affrontent intrépidement tous les dangers, & finiſſent par faire autant de chûtes que de pas.

On a vu dans cette eſquiſſe

légere quels progrès a fait la Chirurgie des Bandages, depuis environ cinquante ans. On verra, j'espere, par la lecture de cet ouvrage, ce qu'elle a gagné du côté de la doctrine dans ces maladies.

Il est tems de dire un mot du plan que j'ai suivi dans ce traité. La plupart des Auteurs qui ont écrit des Hernies, les ont rangées selon la nature des parties échappées. Cette distribution m'a paru vicieuse, en ce que le plus souvent on ne reconnoît quelles sont ces parties, que par l'opération, ou après la mort, & que l'on n'a, le plus ordinairement, pendant la vie, que des probabilités à cet égard. Au reste, demande-t-on quelle est la partie sortie? la premiere question tombe d'abord sur le siège de l'Hernie. C'est pour suivre cet ordre, qui m'a paru si simple & si naturel, que j'ai cru devoir déterminer leur genre par le lieu qu'elles occupent, & tirer leurs especes de la nature des parties comprises dans la tumeur.

J'ai cru devoir ajouter à ce Traité, un Chapitre sur l'Hydrocèle, maladie très-commune dans les enfans, ainsi que dans les adultes, suivi d'un formulaire que j'ai toujours employé avec succès dans cette maladie.

L'ART

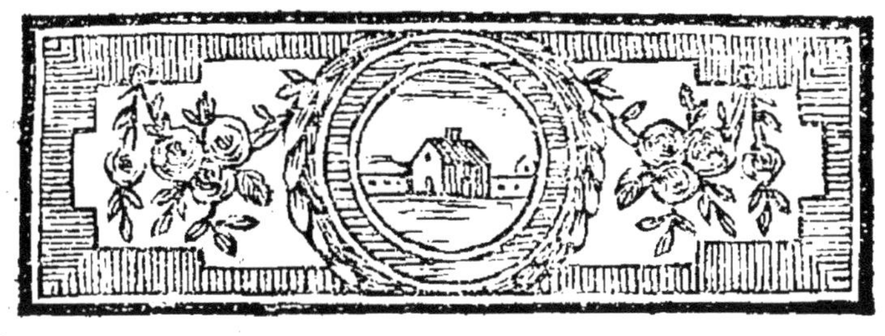

L'ART

DE GUÉRIR
LES HERNIES
OU
DESCENTES.

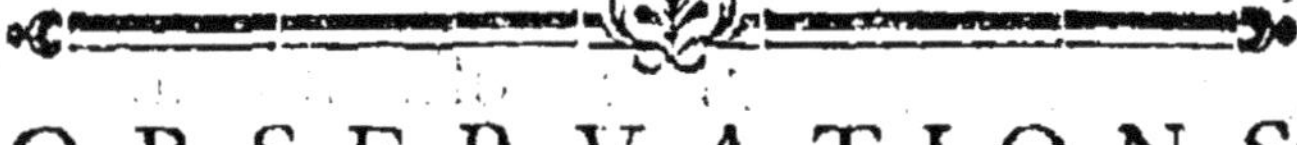

OBSERVATIONS
ANATOMIQUES
SUR LES HERNIES.

Les Anatomistes sont dans l'usage de diviser le corps humain en tête, en tronc & en extrémités. Le tronc comprend la poitrine & le bas-ventre.

A

Cette derniere cavité eſt le théâtre
ordinaire des maladies que nous nous
propoſons de traiter ; & c'eſt auſſi de
ſa deſcription que nous allons nous oc-
cuper.

On entend par le bas-ventre, toute
cette grande cavité qui s'étend depuis
le diaphragme juſqu'au fond du baſſin
des os innominés.

La partie antérieure de cette capacité
n'eſt compoſée que de parties molles,
ce qui la rend plus extenſible & plus
mobile. La partie poſtérieure eſt ſoute-
nue par pluſieurs os poſés les uns ſur
les autres, & articulés entr'eux. Ces os
ſont appellés *vertebres*, & leur baſe
eſt appuyée ſur un os pyramidal, dont
la pointe eſt en bas ; il ſe nomme *os
ſacrum*. Les parties latérales ſont, en
partie, oſſeuſes, en-haut par les fauſſes
côtes, & en-bas par les os innominés.

La ligne centrale du ventre ſe parta-
ge en trois régions, qui ſont, la ſupé-

rieure ou épigaftriques , la moyenne ou ombilicale , l'inférieure ou hypogaftrique ; & poftérieurement ces régions n'en font qu'une , connue fous le nom de *région lombaire.*

La région épigaftrique commence au creux de l'eftomac , fous la pointe du cartilage xiphoïde , & fe termine au-deffus du nombril, vis-à-vis l'extrémité de la derniere fauffe côte de chaque côté. Cette région eft fubdivifée en trois parties. La moyenne eft nommée *épigaftre*, & les deux latérales *hypocondres* ; l'épigaftre eft l'intervalle que laiffent les fauffes côtes antérieurement ; & les hypocondres font les efpaces que couvrent latéralement les fauffes côtes.

La région ombilicale s'étend depuis les fauffes côtes jufqu'à la créte de l'os des îles. Cette région fe fubdivife encore en trois autres ; favoir, en ombilic proprement dit , & en régions iliaques, droite & gauche. La région hypograftrique comprend l'efpace qui fe rencontre depuis le point inférieur de la région ombilicale jufqu'en bas. Elle eft encore divifée en trois parties, qui font, une moyenne appellée *pubis*, & deux latérales nommées les *aînes*.

La région lombaire, qui eft la partie poftérieure du bas-ventre, s'étend depuis la derniere vertèbre dorfale & les dernieres vraies côtes de chaque côté jufqu'à l'os *facrum*. Les parties voifines de la crete de l'os des îles latéralement font les lombes, & la partie moyenne eft ce que dans les animaux on appelle le *rable*.

La partie inférieure du *pubis* eft antérieurement terminée par les parties naturelles dans l'un & l'autre fexe, & poftérieurement par les feffes & par l'*anus*, vulgairement appellé le *fiege* ou le *fondement*.

L'efpace qui fe rencontre entre l'anus & les parties naturelles, prend le nom de *périné*. Il eft féparé en deux portions latérales par une ligne faillan-te appellée *raphé*, qui a plus d'éten-due dans l'homme que dans la femme. Le ventre préfente ordinairement une convexité ovale plus ou moins voûtée, felon l'embonpoint du fujet, felon la plénitude ou la vacuité de l'eftomac, & les différens états non naturels, ou contre-nature auxquels il eft expofé. Il eft bon d'obferver que les régions ombilicales & hypogaftriques font plus fufceptibles de variété que l'épigaftri-que.

Le ventre fe retrécit de chaque côté entre l'hypocondre & la hanche. La ré-gion lombaire fe courbe plus ou moins & forme un enfoncement plus ou moins confidérable : cet enfoncement, ainfi que la convexité antérieure font plus marqués, lorfque l'on eft à genoux ou debout, que dans toute autre fitua-tion. La raifon, c'eft qu'alors l'extré-

mité inférieure de l'os *sacrum* est plus
reculée, & l'os *pubis* abaissé dans un
dégré proportionnel : ces deux attitudes
favorisent la chûte des intestins en de-
vant, c'est pourquoi les Hernistes doi-
vent les éviter. Les autres variétés qui
dépendent de différentes situations ,
sont moins remarquables.

Je me borne à ces simples observa-
tions ; des détails plus approfondis fe-
roient des volumes.

Le bas-ventre est composé de deux
sortes de parties, que l'on distingue en
externes ou contenantes, en internes ou
contenues. Les premieres sont commu-
nes ou propres. Les parties contenan-
tes communes sont, l'épiderme , la peau
la graisse, &c. Elles sont ainsi appellées ,
parce qu'elles enveloppent tout le corps.
On met au nombre des parties conte-
nantes propres & particulieres au bas-
ventre , les os, les membranes, les
muscles, &c.

Les parties contenues dans la capacité du bas-ventre, font le foie, la vesficule du fiel, la rate, le ventricule, les inteftins le méfentere, le pancréas, les reins, les ureteres, la veffie, une partie des gros vaiffeaux, les nerfs & les parties internes de la génération des deux fexes.

Des parties contenantes.

Nous ne nous arrêterons point à décrire les os, nous en fuppofons la connoiffance à nos lecteurs ; au refte, ils peuvent confulter les Livres anatomiques. Je me contente ici d'expofer les parties qui offrent des obfervations particulieres & relatives aux maladies dont je parlerai dans le cours de ce traité.

Nous avons dit que les tégumens communs font compofés de trois parties ; favoir, l'épiderme, la peau & la graiffe.

L'épiderme, qu'on appelle encore la *cuticule* ou la *surpeau*, est une pellicule mince & transparente, qui recouvre la peau à laquelle elle est fortement attachée. On croit qu'elle est écailleuse; mais cette structure n'est pas encore démontrée : tout ce que l'on sait, c'est que l'eau bouillante, les véficatoires, un frottement répété la détachent & la font élever en maniere de veffie. **M.** Morgagni prétend qu'elle n'est autre chose que la superficie de la peau endurcie par l'action de l'air extérieur. Mais si cela étoit, le fœtus, qui n'a pas encore été expofé à fon action, n'auroit point d'épiderme ; ce qui est démenti par l'expérience.

Il est plus vraisemblable qu'elle doit fa naissance à l'expansion respective des papilles nerveufes & des tuyaux excrétoires. Ce qui paroît étayer cette conjecture, c'est que Swammerdam dit avoir découvert, par l'injection, des vaiſ-

seaux sanguins dans l'épiderme du fœ-
tus. Entre les différens usages de l'é-
piderme, les plus remarquables, sont 1.º
de modifier l'attouchement des corps
tactiles sur les houpes nerveuses de la
peau ; 2.º d'empêcher l'effusion des li-
queurs par l'extrémité des vaisseaux qui
s'y terminent ; 3.º de donner passage
aux évacuations cutanées & aux corpus-
cules médicamentaux qu'on y appli-
que, &c.

La cuticule étant détruite, se pré-
sente la peau, qui est un tissu merveil-
leux de fibres membraneuses, tendineu-
ses, nerveuses & vasculaires ; c'est la
complication de cette structure qui l'a
fait comparer par M. Winslou à l'étoffe
d'un chapeau. Sur la surface de ce lacis
vasculaire, s'élève une infinité de peti-
tes pyramides, formées par les extré-
mités des fibres nerveuses. On les a ap-
pellées *mamelons*, ou *houpes ner-*
veuses : Elles sont l'organe de la sensa-

tion du toucher dans toute l'étendue du corps. Leur arrangement, leur quantité, leur figure, varient felon les différentes parties; par exemple, elles font moins marquées au ventre qu'ailleurs. Ces papilles ou éminences nerveuses font engagées dans les ouvertures d'une membrane, qu'on a, pour cette raifon, appellée *réticulaire*. Sa ftructure n'eft pas encore bien développée; car on doute fi cette membrane appartient à l'épiderme, ou aux mamelons, ou fi elle compofe elle-même une membrane particulière. Ce que l'on fait, c'eft que ces mamelons nerveux, après avoir traverfé fon épaiffeur, vont fe perdre dans l'épiderme par une infinité de fibres très-fines & très-déliées.

Malgré la forte adhérence de l'épiderme à la peau, on ne laiffe pas de découvrir entr'eux une fubftance mucilagineufe, qui a pris le nom de *corps muqueux*. On le croit le fiege de la couleur des Nègres ; ce qui paroît cependant détruit par les expériences de M. Littre. Outre les trous des oreilles, de la bouche, du nez, &c. il y en a encore une infinité d'autres, qui ne sont visibles qu'au moyen du microscope : de ces trous, les uns servent à la sortie des poils, & les autres aux différentes excrétions de la peau. Ces derniers sont appellés *pores* ; ils aboutissent à des glandes placées à la surface interne de la peau, sur l'existence desquelles les Anatomistes ne sont pas d'accord.

L'épaisseur de la peau n'est pas la même par tout le corps. Au ventre, elle est d'une texture plus serrée, & résiste davantage à l'action des corps.

Quoi qu'il en soit, elle n'en est pas moins susceptible d'une extension & d'une élasticité surprenante, témoin le ventre des hydropiques & celui des femmes enceintes. Si l'on veut une preuve plus complette & plus démonstrative de cette élasticité, on la trouvera dans une observation de Meckreen : Un Espagnol, âgé de 22 ans, prenoit la peau de l'épaule droite & de la poitrine, & la mettoit par dessus sa tête. A peine la quittoit-il, qu'elle se rétablissoit dans l'état naturel. Il étendoit aussi la peau de son genou droit de la longueur d'une demie-aune. *Obs. medico-chir. cap.* 32.

Il cite, pour témoins de ce fait, MM. Van-Horne & Silvius.

Sous la peau, est placée la membrane adipeuse, que M. Lieutaud appelle *tissu caverneux*; ce n'est en effet qu'un entrelacement de fibres membraneuses, disposées en cellules, qui ont une communication respective. La liqueur qu'elles contiennent est un suc huileux, que l'on nomme *graisse*. L'interstice des muscles, ou leur duplicature, sont les endroits où elle abonde davantage. Le méfentere, ou l'épiploon, s'en trouvent quelquefois furchargés, ce qui eft une caufe éloignée des hernies.

Après les tégumens communs, viennent les propres, qui font les mufcles. On en compte dix, cinq de chaque côté. Ils ont tous des noms particuliers qu'ils doivent à la direction de leurs fibres, à leur fituation ou à leur figure. Ces mufcles font les obliques, diftingués par les Anatomiftes en grand & petit oblique, ou en oblique externe & interne, les droits, les traverfes & les pyramidaux. Ces derniers manquent dans certains fujets; mais alors on prétend que les mufcles droits font plus forts en cet endroit; ce qui n'eft pas conftamment vrai.

Tous ces mufcles, fi l'on en excepte les droits, viennent antérieurement fe confondre & former, par l'entrelacement de leurs fibres aponévrotiques, cette ligne mitoyenne connue fous le nom de *ligne blanche.*

Le plus externe & le plus confidérable de ces muſcles, eſt le grand oblique, ou oblique deſcendant. Ce muſcle eſt moitié charnu & moitié aponévrotique. Dans ſes parties ſupérieure, poſtérieure & inférieure, il eſt charnu, & aponévrotique dans toute la partie antérieure, tant ſupérieure qu'inférieure ; avec cette différence cependant que dans cette partie ſupérieure, il n'a, tout au plus, que deux travers de doigts d'aponévroſes ; mais à meſure qu'il deſcend, l'aponévroſe augmente au point que dans ſa partie inférieure il eſt preſque tout-à-fait aponévrotique. Sa portion ſupérieure ou charnue, s'attache obliquement de bas en haut & de devant en arriere aux huit dernieres côtes, par autant de dentelures angulaires qui s'engrainent avec celles des muſcles grand-dentelé, dentelé poſtérieur & inférieur, & grand-dorſal ; leſquelles ne ſont ſéparées que par une

ligne tendineuse, plus fenfible à la fa-
ce interne de ce mufcle qu'à l'externe.
Ce mufcle décrit, par fes attaches aux
côtes, à peu près un fegment de cer-
cle dont la partie inférieure eft recou-
verte par la partie inférieure du grand
dorfal. Depuis la derniere des fauffes
côtés jufqu'à la tubérofité de l'os des
îles, ce mufcle n'a d'autre attache qu'un
tiffu cellulaire ; & après avoir jetté des
attaches aux côtes, il fe porte en def-
cendant plus ou moins de devant en
arriere. La direction de fes fibres varie.
Les plus fupérieures fe portent prefque
horifontalement, & à mefure qu'elles
defcendent, elles prennent plus d'obli-
quité, de maniére que les inférieures &
poftérieures font perpendiculaires. La
portion aponévrotique, qui eft plus con-
fidérable, a une figure prefque trian-
gulaire, dont un des angles eft fupé-
rieur, & deux font inférieurs. Cette
portion aponévrotique eft d'un tiffu

plus ferré & plus denfe dans fa partie inférieure que dans fa fupérieure : car dans certains fujets, & fur tout dans ceux qui ont beaucoup d'embonpoint, les fibres de cette derniere partie font affez lâches, & laiffent des efpaces remplis par un tiffu cellulaire.

La partie inférieure s'attache à la lévre externe de l'os des iles, depuis fa tubérofité jufqu'à fon épine antérieure & fupérieure, & femble meler quelques-unes de fes fibres avec les attaches du fafcia lata & du couturier. Arrivée à cette épine, cette aponévrofe fe replie, en fe portant de dehors en-dedans, & de derriere en-devant, & forme par cette contournure en partie l'arcade inguinale. Un peu avant que d'arriver à l'os *pubis*, cette même aponévrofe fe partage en deux bandes, qui laiffent entr'elles un intervalle oblong, connu vulgairement fus le nom d'*anneau* ; il fert à donner paffage de chaque côté aux

vaiffeaux

vaiffeaux fpermatiques dans l'homme,
& aux ligamens ronds dans la femme:
Cet intervalle eft garni d'un tiffu cellu-
laire.

Des deux bandes dont nous venons
de parler, la plus poftérieure, qui eft
la plus courte, s'attache toujours en fe
repliant de dehors en-dedans, à la par-
tie moyenne de la fymphyfe du pubis;
& la bande antérieure & la plus lon-
gue defcend obliquement fur la fym-
phyfe de cet os, pour s'attacher, en en-
trelaçant fes fibres, avec celles de la
pareille bande du mufcle de l'autre côté,
à la branche oppofée du *pubis.* Toute
cette partie inférieure de l'aponévrofe,
tant celle qui concourt à la formation
du ligament inguinal, que celle qui
donne paffage aux vaiffeaux, eft forti-
fiée & tendue par une expenfion de
fibres aponévrotiques du *fafcia-lata*;
tellement que dans la diffection, lorf-
que l'on veut introduire le doigt fous

B

l'arcade inguinale, il faut détruire, avec le scapel, cette expansion. Après sa destruction, le ligament demeure très-lâche. Selon M. Winslou, cette expansion collatérale est peu sensible dans les enfans. C'est vraisemblablement une des raisons qui rend chez eux les Hernies si communes ; comme c'est elle aussi, qui avec le temps & les soins, doit rendre leur guérison plus facile & plus assurée : car il a observé que cette expansion devient, avec l'âge, plus ferme & plus épaisse à mesure qu'elle descend vers l'os *pubis*, & qu'elle devient dure & comme séche dans la vieillesse ; ce qui rend, ajoute ce célebre Anatomiste, les Hernies plus fâcheuses aux vieillards qu'aux jeunes gens. Il semble que cette disposition devroit être favorable à leur guérison, quand elles sont bien maintenues ; & c'est en effet ce que l'expérience confirme. J'ai vu de ces guérisons dans cinq à six vieillards, dont l'un avoit quatre - vingt - deux ans.

Ce muscle, dans toute sa partie antérieure, c'est-à-dire, depuis le cartilage xipoïde jusqu'au *pubis*, se joint en entrelaçant ses fibres à celles du muscle oblique externe du côté opposé, & cet entrelacement concourt à la formation de la ligne blanche.

Le second des muscles du bas - ventre, est l'oblique interne, ainsi appellé, parce qu'il est placé sous le précédent. On l'appelle encore *petit oblique*, parce qu'il est le moins considérable des deux, & *oblique ascendant*, en raison de la direction de ses fibres, qui se portent obliquement de bas en-haut.

Ce muscle a une figure à peu près triangulaire, dont deux angles sont antérieure, & un postérieur : il semble prendre naissance par un principe charnu du milieu de la crête de l'os des îles, depuis la partie postérieure de la tubérofité, près de fa fymphyfe avec l'os facrum, jufqu'à l'épine antérieure & fupérieure entre les attaches du grand oblique & du tranfverfe. De-là fes fibres fe portent, en fe croifant, avec l'oblique externe de bas en-haut, & un peu de derriere en-devant, pour aller s'attacher, par des petites digitations charnues, aux extrémités des trois dernieres fauffes côtes & des mufcles intercoftaux qui y répondent. En cet endroit il devient aponévrotique, & s'attache aux extrémités des fauffes côtes fupérieures, & aux deux dernieres vraies : puis cette aponévrofe fe portant tranfverfalement, laiffe à l'extrémité du cartilage xiphoïde un petit efpace triangulaire dénué d'aponévrofe ; c'eft là que naît le plus facilement l'hernié de l'eftomac.

Les fibres charnues de ce mufcle font unies en quelques endroits par un tiffu cellulaire très-lâche, & fur-tout chez les femmes qui ont eu des enfans, ou beaucoup d'embonpoint ; ce qui l'a fait diftinguer, par plufieurs Anatomiftes, en plufieurs portions. Les fibres de la portion poftérieure fe portent directement de bas en-haut, de la tubérofité à la derniere fauffe côte, & couvrent une portion du quarré des lombes, en s'attachant à l'aponévrofe qui l'enveloppe ; à mefure que fes fibres deviennent plus antérieures, elles deviennent auffi plus obliques, en fe portant, comme j'ai déja dit, de derriere en-devant : de façon que les fibres de la partie antérieure fe portent prefque tranfverfalement de l'épine antérieure de l'os des îles à l'os pubis, paffant, fans s'y attacher, fous le ligament ingunal. Parvenues à l'intervalle que laiffe le grand oblique pour le paffage des vaiffeaux fpermatiques ou des ligamens ronds, il fe détache quelques faifceaux de fibres charnues qui les accompagnent

& forment un muscle particulier, dont nous ne parlerons point ici.

Ce muscle est, au contraire du grand oblique, plus aponévrotique dans sa partie supérieure que dans l'inférieure : cette connoissance est importante par rapport aux Hernies ventrales. Cette aponévrose, arrivée au bord externe, se divise en deux feuillets, qui forment une gaîne particuliere aux muscles droits. La lame extérieure est fort adhérente à l'aponévrose du grand oblique & aux intersections du muscle droit, & l'interne à celle du muscle transverse. Ces deux lames, arrivées sur le bord interne du muscle droit, se rapprochent pour concourir à la formation de la ligne blanche.

Le muscle droit, ainsi appellé à cause de sa situation & de la direction de ses fibres, est plus large en-haut qu'en-bas, & plus épais en-bas qu'en-haut. Il est situé à la partie antérieure de

l'abdomen, & s'étend en ligne perpen-
diculaire depuis l'extrémité du *sternum*,
en cotoyant la ligne blanche, jusqu'au
pubis. Il est enveloppé de la gaîne for-
mée par l'oblique interne, dans presque
toute sa longueur, sa partie supérieure
se trouvant recouverte de la portion
supérieure du muscle grand oblique,
qui communique avec le muscle pecto-
ral. Ce muscle, par sa partie supérieu-
re, s'attache, par un principe charnu,
à l'extrémité inférieure du sternum, &
aux trois dernieres vraies côtes par des
especes de digitations, dont là plus ex-
térieure est la plus large, & semble se
confondre avec quelques fibres du grand
pectoral par sa partie inférieure ; il s'at-
tache par un tendon court & plat à la
lévre interne du bord supérieur du pu-
bis près de sa symphyse, où il se confond
avec le tendon de son congénere. Il
est entrecoupé par trois ou quatre in-

terfections tendineufes. Lorfqu'il n'y en
a que trois, elles font au-deffus de
l'ombilic ; & quand il y en a quatre, il
s'en rencontre une au-deffous. Ces in-
terfections avoient fait regarder par
quelques Anatomiftes les portions char-
nues qui fe trouvent entr'elles, comme
autant de mufcles particuliers placés les
uns au bout des autres, mais avec affez
peu de raifon ; car elles font toujours
moins fenfibles à l'intérieur qu'à l'exté-
rieur ; & dans certains fujets elles ne
traverfent pas tout le corps du mufcle :
Elles font, comme nous l'avons déja
dit, très-adhérentes à la lame externe
de la gaîne du petit oblique.

Le quatrieme des mufcles de l'abdo-
men eft le tranfverfe ; il prend fon nom
de la direction de fes fibres, qui fe por-
tent tranfverfalement de derriere en-
devant. Sa figure eft triangulaire : il eft
aponévrotique

aponévrotique dans fes parties pofté-
rieure & antérieure, & fa partie moyen-
ne eft charnue. Il eft attaché, par fa
partie fupérieure, à la partie interne
du bord des cartilages des dernieres
vraies côtes & des cinq fauffes, par des
petites digitations qui fe trouvent pro-
che des attaches du diaphragme, &
qui en font féparées par une ligne ten-
dineufe affez fenfible, & une efpece de
dépreffion. La partie inférieure s'atta-
che, par un principe charnu, à la lévre
interne de la crete de l'os des îles, au li-
gament de Fallope, à l'os pubis, & fa par-
tie antérieure, qui eft entierement apo-
névrotique, à toute la ligne blanche,
à la formation de laquelle il con-
court. La portion moyenne ou charnue
de ce mufcle finit à-peu-près à un tra-
vers de doigt du bord externe du muf-
cle droit, & de-là jufqu'à la ligne blan-
che il eft encore aponévrotique. Cette
aponévrofe eft très-adhérente à la lame

postérieure ou interne du mufcle petit oblique, & au péritoine, fpécialement aux environs de l'ombilic. La partie postérieure de la portion moyenne, qui est la plus étroite, fe termine au bord du quarré des lombes par une double aponévrofe, qui enveloppe les muf-cles quarrés des lombes & facro-lombaires. La lame externe ou poftérieure, qui est très-adherente aux mufcles voi-fins, s'attache aux apophifes épineufes, & l'interne ou antérieure aux apophi-fes tranfverfes des trois premieres vertèbres des lombes.

Ce mufcle touche immédiatement le péritoine, auquel il est uni par un tiffu cellulaire plus ou moins ferré, fuivant les différens endroits. Dans la partie an-térieure, par exemple, il est tellement adhérent, qu'il faut des précautions in-finies pour les féparer l'un de l'autre; mais à mefure que l'on va du côté de la partie poftérieure, le tiffu est plus lâche.

La partie moyenne ou charnue de ce muscle forme une infinité de faisceaux de fibres unis les uns aux autres par un tissu cellulaire assez lâche, surtout chez les femmes qui ont eu plusieurs enfans ; ce tissu cellulaire se trouve rempli de graisse chez les personnes qui ont beaucoup d'embonpoint. Ceci se remarque encore dans les hydropiques. Un de mes amis m'a dit, qu'en disséquant à l'hôpital de la Salpétriere, dont il étoit alors éleve, une fille morte d'une hydropisie des ovaires, la présence du liquide avoit occasionné dans les muscles transverse & petit oblique une dissension & une atonie si considérables, que les tégumens & le grand oblique enlevés, il trouva dans l'étendue du ventre six à sept petites Hernies ventrales, qui s'étoient formées dans l'écartement des fibres musculaires de ces muscles.

Le dernier des muscles du bas-ven-
tre, est le pyramidal. Il tient son nom
de sa figure. Sa base est au pubis sur l'o-
rigine tendineuse du muscle précédent,
avec lequel il a une gaîne commune,
& sa pointe se porte à la ligne blan-
che, où il se termine souvent plus bas
que le nombril, & très-rarement plus
haut, par un tendon très-court.

La ligne blanche est située dans la
partie antérieure du ventre, qu'elle sem-
ble partager perpendiculairement en
deux parties égales. Elle s'étend depuis
le cartilage xiphoïde jusqu'à la symphy-
se du pub's à laquelle elle s'attache.
Cette ligne, comme nous l'avons dit,
en parlant des muscles du bas-ventre,
est formée par la réunion & l'entrela-
cement des fibres aponévrotiques des
muscles grand & petit oblique, & du
transverse ; elle est beaucoup plus large
en-haut qu'en-bas, ayant jusqu'à trois

travers de doigt dans fa partie fupé-
rieure, & à peine deux lignes dans fa
partie inférieure. Son tiffu eft plus fer-
ré en-bas qu'en-haut : il ne fe rencon-
tre dans toute fa longueur qu'une ou-
verture, qui eft celle de l'ombilic. Cet-
te ouverture n'eft fermée extérieure-
ment que par un repli de la peau, con-
nu fous le nom du *nombril*, & inté-
rieurement par le péritoine, qui y eft
très-adhérent, & fufceptible de dilata-
tion. De-là viennent ces fréquentes
Hernies appellées *Hernies ombilicales*,
plus communes dans les femmes grof-
fes & chez les perfonnes qui ont beau-
coup d'embonpoint, que chez les gens
maigres. Elle fe diftend dans certains
états au point de faire diftinguer l'en-
trelacement des fibres aponévrotiques
qui la compofent.

Le péritoine eft la feconde & la der- *Le Péri-*
niere partie des tégumens propres du *toine.*

bas-ventre ; c'est un fac membraneux, compofé d'une feule & même tunique dans l'état naturel & fans aucun prolongement ; ayant une figure ovoïde, dont la portion la plus évafée eft dans la partie fupérieure du ventre. Cette poche, dont l'intérieur eft liffe & poli, eft arrofée par une tranfudation continuelle, qui fe fait dans l'état fain par l'orifice des vaiffeux exhalans fous la forme de vapeurs. On excite cet écoulement dans le cadavre en preffant cette membrane fur le doigt de-dehors-en-dedans.

L'extérieur de ce fac tapiffe tout l'intérieur de l'abdomen, & fournit une enveloppe & des ligamens à prefque tous les vifceres de cette cavité ; il eft garni d'un tiffu cellulaire, qui ne differe en rien de celui des autres parties du corps. C'eft par ce tiffu qu'il eft attaché à toutes ces parties. C'eft auffi lui qui fournit les enveloppes & les gaînes qui accompagnent les vaisseaux qui sortent du bas-ventre. Ces gaînes ou enveloppes sont regardées, par quelques Anatomistes, comme des productions du péritoine, & par ceux qui le croient composé de deux lames, comme des productions de la lame externe.

Cette membrane tapisse, comme nous l'avons déjà dit, tout l'intérieur du ventre, auquel elle est attachée par un tissu cellulaire plus ou moins serré, suivant les différens endroits ; elle est tellement unie au centre tendineux du diaphragme, à la ligne blanche, aux aponévroses des muscles transverses, que le scapel le plus adroit & le plus exercé a peine à l'en séparer sans lésion. Mais à mesure qu'elle se porte de la partie antérieure à la postérieure, ce tissu cellulaire devient plus lâche, & principalement dans les régions lombaires sur les muscles psoas & iliaques, au-dessus de la symphyse des os pubis.

Le péritoine arrivé fur les parties latérales du corps des vertébres, toujours attaché par le tiffu cellulaire, fe réfléchit de la partie poftérieure vers la partie antérieure, & forme, par cette réflexion, un replis ou enfoncement très-remarquable, qui non-feulement retient & enveloppe les inteftins, mais qui foutient encore, par le moyen d'un tiffu cellulaire plus ou moins confidédérable, les vaiffeaux fanguins, chiliferes, nerveux, & autres qui en dépendent. Cette partie du péritoine, appellée en général *méfentere*, prend différens noms, felon les différens inteftins qu'elle enveloppe. La portion qui recouvre les inteftins-grèles, eft nommée *mezereon*; celle qui attache le colon, *mezocolon*, &c.

Outre ces attaches, le péritoine fournit une enveloppe à l'eftomac, au foie & à la rate, & des ligamens à ces deux derniers vifceres; il recouvre la partie

supérieure & antérieure de la vessie ,
& sa partie postérieure jusqu'à son cou ;
de-là il remonte , dans les hommes , en
recouvrant l'intestin rectum antérieu-
rement ; dans les femmes , il remonte
sur la partie supérieure & antérieure du
vagin , & toute la face antérieure de la
matrice. Arrivé à la partie supérieure
de ce viscere , après avoir enveloppé
les ovaires, leurs ligamens & les trompes,
il se plonge , en recouvrant la partie
postérieure, jusqu'à deux ou trois travers
de doigts du vagin. De-là ce repli se
porte de chaque côté aux parties laté-
rales du bassin qu'il partage en deux,
& forme, par cette cloison, deux la-
mes aux côtés de la matrice, appellées
ligamens larges. Le péritoine parvenu
à la partie du vagin dont nous avons
parlé , remonte, en recouvrant la par-
tie antérieure de l'intestin rectum, jus-
qu'à la partie supérieure duquel il de-
meure fixé latéralement ; en cet endroit

il forme, si l'on tire la matrice en-devant, deux replis, appellés par M. Petit, *ligamens postérieurs*, & auxquels il attribue les douleurs de reins, dont les femmes se plaignent pendant la grossesse. A la partie antérieure, le péritoine a encore quatre replis, plus sensibles dans les enfans nouveaux nés que dans les adultes. Ils sont formés par les vaisseaux du cordon ombilical; le premier est celui qui répond à la veine, nommée par les Anatomistes, *ligament suspenseur du foie*; il se termine à ce que l'on appelle la *porte de ce viscere*.

Le second, qui va à la vessie, est formé par l'ouraque; & les deux autres, qui sont latéraux, ne sont autre chose que les arteres du cordon; lesquelles s'oblitérant avec le temps, prennent une forme ligamenteuse.

Des Parties contenues.

L'Épiploon.   L'épiploon est une membrane graisses-

feufe, qui flotte fur les inteftins & les
recouvre ; c'eft pourquoi on l'appelle
coëffe, du mot latin *omentum* : ce fac
membraneux eft comparé, par les Ana-
tomiftes, à une gibeciere vuide ; il eft
compofé de deux lames très-fines, plus
garnies de graiffe dans les endroits où
rampent les vaiffeaux fanguins, qu'ail-
leurs. Ces feuillets membraneux font
des prolongemens du tiffu cellulaire du
péritoine.

Il a fes attaches à l'eftomac, au foie,
à la rate, au colon, au pancréas, aux
vaiffeaux biliaires, au diaphragme, au
duodenum, au méfentere.

Il y a encore une autre portion épi-
ploïque, que M. Winflou appelle *petit*
épiploon, que nous ne décrirons pas.

Quant à l'étendue de l'épiploon,
communément il ne paffe pas l'ombilic;
mais il n'eft pas rare qu'il defcende juf-
ques dans les bourfes, fpécialement du

côté gauche, & quelquefois même du côté droit. Cette conformation est primitive ou secondaire. Dans le dernier cas, c'est à la graisse qui le subréfie & le surcharge qu'il faut s'en prendre ; & c'est elle aussi qui met tant de variété dans son volume. Son poids ordinaire, selon Riolan, est de demi-livre ; & Vefale en a vu un qui pesoit cinq livres. On lit dans la 72.ᵉ Observation de la 2.ᵉ Centurie de Fabrice de Hilden, qu'il trouva à l'ouverture d'un cadavre un épiploon squirreux pesant 56 livres.

L'épiploon tient ses arteres de la division de la cœliaque. Comme elles lui sont communes avec l'estomac, on les a appellées *gastro-épiploïques droite & gauche.* Les premieres répondent à l'artere hépatique, & les gauches à la splénique. Les unes & les autres communiquent avec la coronaire stomachique, & avec les méfentériques. Les nerfs lui

viennent de la paire vague & de l'inter-
coftale.

Il y a dans l'homme, comme dans les
animaux, un canal continu, qui com-
mence à la bouche & finit à l'anus. La
partie de ce canal, qui s'étend depuis
l'arriere-bouche jufques fous le diaphra-
gme, s'appelle *œfophage* : à fa fuite
vient le venticule ou l'eftomac, qui eft
une poche membraneufe & mufculeu-
fe, repréfentant affez bien la figure d'u-
ne cornemufe : il eft fitué tranfverfale-
ment fous le diaphragme, entre le foie
& la rate, dans les régions épigaftrique
& ombilicale. Il y a deux ouvertures
ou deux orifices, placés l'un à droite &
l'autre à gauche, dans fa partie fupé-
rieure. L'intervalle qui fe trouve en-
tr'elles eft connue fous le nom de
petite courbure ; l'efpace qui fe voit
inférieurement fe nomme *grande cour-
bure.*

L'orifice gauche ou fupérieur, appellé *cardiaque*, eſt continu au canal dont nous venons de parler. Cet orifice eſt ſitué vers la onzieme vertèbre du dos : il eſt plus grand & plus épais que l'autre, & ne s'ouvre que pour le paſſage des alimens, ſi ce n'eſt dans certaines diſpoſitions contre-nature.

L'orifice droit ou inférieur, appellé *pilore*, eſt moins large que le précédent. Il ſe termine par une eſpece d'anneau autour duquel la membrane interne de l'eſtomac forme des rides. Cet anneaux s'avance dans le duodenum. Le ventricule étant membraneux & muſculeux, eſt ſuſceptible de retréciſſement & d'extenſion : les grandes abſtinences & la voracité de certains hommes en ſont la preuve. Ruiſch a vu ce viſcere tellement retréci, qu'il n'avoit pas plus de capacité qu'un boyau. Plempius dit avoir diſſéqué publiquement à Amſterdam un ſujet, dont l'eſtomac contenoit neuf pintes de liquide,

tandis que dans l'ordre naturel à peine
en peut-il contenir cinq. On a vu quel-
que chofe de plus furprenant encore ;
Un Sacriftain de l'Églife de l'Hôpital de
la Salpétriere mourut d'une tumeur
fquirreufe au pilore. L'eftomac de cet
homme avoit acquis une telle diften-
fion, par l'abondance d'eau minérale
dont on lui avoit fait faire ufage, qu'il
fe trouva defcendu fix travers de doigt
au-deffous de l'ombilic, & touchoit pref-
que la veffie, avec laquelle l'épiploon
avoit contracté des adhérences : cet ef-
tomac, qui fut trouvé plein, contenoit
onze pintes de liquide.

L'eftomac eft compofé de quatre tu-
niques, qui font *l'externe*, qui vient
du péritoine ; la feconde, qui eft *muf-
culeufe*, la *vafculaire* & *l'interne*.

Les arteres de l'eftomac partent du
tronc de la cœliaque, & font la *coro-
naire ftomachique* & les *gaftriques droi-
te* & *gauche*. L'eftomac reçoit des nerfs

de la paire vague & des sympatiques ou de l'intercostale.

Les Intes-
tins.   On entend par les intestins ou autrement les boyaux, ce canal membraneux, musculeux & cylindriaque, qui, partant du pilore, va, en faisant une infinité de circonvolutions, se terminer à l'anus.

Quoique ce conduit soit d'une seule piece, les variétés qui s'y rencontrent en divers endroits l'ont fait distinguer par les Anatomistes, en *petits* ou *grêles*, & en *gros*; les petits, dont le calibre est plus étroit & les parois plus minces, sont divisés en intestins duodenum, en jejunum & en ileon, & les gros sont connus sous le nom de *cæcum*, de *colon* & de *rectum*.

Le Duode-
num.   Le duodenum, le premier des grêles, ainsi nommé à cause de sa longueur d'environ douze travers de doigts, commence au pilore : il est placé tout entier dans la partie gauche du ventre,

puis

puis se portant vers la grosse extrémité
du pancréas, il forme un contour vers
la droite, où il prend le nom de *jeju-*
num; le duodenum est recouvert par
le péritoine, & tellement engagé dans
un tissu cellulaire, qu'il ne sauroit chan-
ger de place.

Le jejunum prend son nom du peu   Le Jejunum
de séjour que font les matieres dans sa
cavité; on vient de voir où il commen-
ce. Sa longueur est d'environ une au-
ne & demie; il fait plusieurs contours
au-dessus du nombril, où il se termi-
ne. Cet intestin s'engage le plus sou-
vent dans l'Hernie de l'ombilic.

Le troisieme des gréles, qui a son siege
sur les os des îles, la fait nommer *ileon*,   L'Ileon
est long d'environ vingt palmes; il oc-
cupe presque toute la partie inférieure
de l'ombilic, fait plusieurs circonvolu-
tions vers les aines; & parvenu du cô-
té droit, il remonte & va finir à la par-
tie latérale gauche, où il perd son nom

pour prendre celui de *colon*. L'ileon eſt
le boyau qui entre dans la plupart des
Hernies des aînes. On voit par ſa ſitua-
tion, qu'il peut auſſi concourir à l'Her-
nie ventrale. C'eſt de cet inteſtin que
la colique, dans laquelle on vomit les
excrémens, a pris le nom de *paſſion
iliaque*, parce qu'il paroît y jouer le
plus grand rôle. Riolan dit avoir vu
trois appendices fort éloignés les uns
des autres, & attachés à cet inteſtin.
Des trois gros intéſtins, le premier eſt
le cœcum, remarquable par ſa ſitua-
tion & ſa forme ; ſa longueur ordinai-
re eſt tout au plus de quatre travers de
doigts : c'eſt une eſpece de cul-de-ſac,
placé devant le rein droit, dont le fond
eſt en-bas & l'ouverture en-haut. Cet-
te ouverture lui ſert d'entrée & de ſor-
tie ; c'eſt ce qui l'a fait nommer *cœcum*.
Son fond ſe prolonge, & donne une
production, qu'on a appellé, à cauſe de
ſa figure, *appendice vermiforme*. Palfin

dit avoir vu, à l'ouverture d'un cada-
vre, cet intestin former une Hernie
complette. Et Riolan dit, qu'il l'a trou-
vé dans le pli de l'aîne, à l'ouverture
du corps d'un Apothicaire. Le colon
commence où finit le cœcum, ou plu-
tôt se continue après lui ; de-là il monte
sur le rein droit, auquel il est adhé-
rent, passe sous la vésicule du fiel, qui
lui communique sa couleur jaune, &
suit sa route vers la premiere courbu-
re duodenum, à laquelle il s'attache en
la cachant en partie. Ensuite l'arc du
colon se porte devant la grande cour-
bure de l'estomac, quelquefois plus bas,
d'où il se réfléchit en arriere sous la
rate dans l'hypocondre gauche, & des-
cend devant le rein du même côté,
auquel il s'attache encore ; puis s'incli-
nant vers les vertébres, il va se ter-
miner au rectum par deux circonvo-
lutions qui représentent une S romaine
renversée. Le colon ne suit pas conf-

Le Colon.

tamment ces contours; Palfin a vu ce boyau fitué au milieu du bas-ventre, au-deſſus des autres inteſtins. M. Vans-Vietem a vu, dans un même ſujet, la rate deſcendre dans le baſſin, le fond du ventricule étendu ſur le nombril, la partie de l'inteſtin colon, qui eſt ſous l'eſtomac s'en écarter, de façon qu'elle s'attachoit ſous le nombril, formant un arc, dont la partie convexe regardoit le baſſin, & la partie concave le ventricule.

Le troiſieme des gros inteſtins & le *Le Rectum.* dernier de tous, eſt le rectum, qu'on appelle vulgairement *boyau droit*, quoiqu'en partant de la derniere vertébre des lombes & de la partie ſupérieure de l'os ſacrum, il ſuive ſa courbure en deſcendant juſqu'à l'anus, où il ſe termine. Il eſt fortement attaché à l'os ſacrum & au coccyx par le péritoine, ainſi qu'au col de la veſſie dans l'homme; il eſt tellement adhérent au vagin dans

la femme qu'on a peine à distinguer
la substance de l'un de celle de l'autre.

Sa longueur est d'environ un pied.
Il est plus épais & plus charnu que les
autres intestins, & sa paroi externe
est garni intérieurement d'une grande
quantité de graisse. Il a plusieurs mus-
cles, dont les uns font l'office de rele-
veurs de l'anus, & un autre, nommé
sphincter ou *constricteur*, dont l'usage
est de fermer l'anus pour empêcher les
matieres de sortir.

Les tuniques des intestins sont les
mêmes que celles de l'estomac, à quel-
que différence près, que nous ne nous
arrêterons point à décrire.

Les arteres des intestins, sont les
deux méfentériques, supérieure & in-
férieure, qui partent de l'aorte inférieure.
La supérieure se distribue aux intestins
grêles, & l'inférieure aux gros, & leurs
ramifications font entr'elles des très-bel-
les anastomoses.

Les nerfs partent du plexus méfen-

térique fupérieur, inférieur & hypo-
gaſtrique.

Le méſentere eſt cette membrane
graiſſeuſe qui donne attache aux inteſ-
tins. Il eſt formé par la rencontre de
deux lames du péritoine, unies par un
tiſſu cellulaire. On le diviſe en meſe-
reon & en meſocolon. La premiere
partie ſert à attacher les inteſtins-grê-
les, & l'autre les gros.

La portion du méſentere, qui ſe ter-
mine à la grande courbure du colon,
embraſſe le pancréas, & donne, avant
que d'arriver au boyeau, des attaches
très - ſolides à l'eſtomac, qui par ce
moyen tient au pancréas & au colon.
Chacune des deux portions latérales qui
paſſent ſur les reins, ſelon la direction
de l'épine, forme une production
ligamenteuſe par laquelle elle eſt fi-
xée aſſez étroitement. La portion du
péritoine, qui a tapiſſé le grand baſſin,
le muſcle tranſverſe & les reins, four-

nit les attaches latérales externes, &
les internes font une continuation de la
lame du méfentere. Du côté droit, la
portion du péritoine fixe la partie ex-
terne du colon, qu'elle joint au duo-
denum, en paffant par-deffus. Cette
membrane, arrivée fur le pancréas, ren-
contre la lame interne du méfentere,
à laquelle elle s'adoffe ; & de la réu-
nion de ces deux lames, naît la partie
du méfentere qui appartient à la gran-
de courbure du colon. L'extrémité de
ce boyeau, ainfi que le principe du rec-
tum, ont une attache méfentérique,
qui leur permet de flotter. On voit
affez, par cette defcription, quels font
les véritables ufages du méfentere ; les
arteres font les mêmes que celles que
nous avons dit appartenir aux inteftins,

Les nerfs viennent de la paire va-
gue & de l'intercoftal, defquels font
formés les plexus méfentérique fupé-
rieur & l'inférieur.

Le Foie. Le foie est le plus considérable des
visceres de l'abdomen. Il est situé im-
médiatement sous le diaphragme, dans
l'hypocondre droit, & recouvre, en
s'avançant vers le cartilage xiphoïde,
le côté droit de l'estomac inférieure-
ment. Il déborde les fausses côtes plus
ou moins, suivant les différens états
dans lesquels on se trouve. Par exem-
ple, quand il y a long-temps que
l'on n'a pris de nourriture, les intes-
tins s'affaissent & ne le soutiennent plus ;
& alors commencent les tiraillemens
que le jeûne & l'abstinence font éprou-
ver.

Le foie est d'une figure presque ron-
de, convexe antérieurement & supé-
rieurement du côté du diaphragme, &
concave en sa partie postérieure & in-
férieure du côté de l'estomac.

Le foie est attaché au diaphragme
par plusieurs ligamens, que j'ai vu tel-
lement allongés dans un sujet, que ce
viscere

vifcere, fans excéder le volume ordi-
naire, tomboit dans le baffin.

La rate eft un vifcere mol, fpon- La Rate.
gieux, fitué au fond de l'hypocon-
dre gauche, entre l'eftomac & les
fauffes côtes. La figure de la rate ref-
femble affez bien à la langue de l'hom-
me. Elle eft convexe du côté des cô-
tes, & cancave du côté de l'eftomac.

Sa grandeur varie fingulierement
dans les différens fujets ; fa longueur
ordinaire eft de fix travers de doigts,
fa largeur de quatre, & fon épaiffeur
d'un ou deux au plus. Ruifch a trou-
vé, à l'ouverture du corps d'une fem-
me, une rate qui pefoit quatre livres :
elle defcendoit jufques dans le baffin
de l'hypogaftre. Ce vifcere a fes at-
taches au diaphragme par fa partie con-
vexe ; à l'épiploon, par fa partie con-
cave ; à la membrane adipeufe du rein
gauche, par fa partie inférieure, & par
les vaiffeaux courts à l'eftomac. Mal-

E

gré ces différentes attaches, elle est susceptible, soit en augmentant de volume, soit par le relachement de ses ligamens de descendre fort bas, & même jusques dans l'aine, comme on l'a dit ci-devant.

La Vessie. La vessie est un sac membraneux & charnu, capable de dilatation & de resserrement, destiné à servir de réservoir à l'urine. Son siege est dans la région hypogastrique, sur l'intestin rectum, à l'endroit de sa courbure chez les hommes, & entre la matrice, le vagin & l'os pubis chez les femmes. La figure de ce viscere est à peu près un ovale raccourci, plus large en-devant & en arriere que sur les côtés, plus arrondi en-haut qu'en-bas, quand elle est vuide, & plus évasée en-bas qu'en-haut, lorsqu'elle est pleine. Chez les femmes la vessie est plus ronde dans l'état naturel : mais dans celles qui ont eu des enfans, la compression qu'elle éprouve

pendant la grossesse entre la matrice &
le pubis, la dispose à s'étendre latéra-
lement en forme de poche, & quelque-
fois même à former hernie.

Dans les adultes, la vessie peut con-
tenir une livre de liquide, & même
plus : mais, à vrai dire, sa grandeur
varie singulierement. Il semble que sa
capacité est proportionnée, dans les dif-
férens sujets, à la quantité du liquide
qui doit se séparer : & cela paroit d'au-
tant plus vraisemblable, qu'il y a des
enfans qui ont ce viscere plus volumi-
neux que les adultes. Ceux dont la ves-
sie est petite, doivent être exposés à uri-
ner souvent ; & le contraire doit arriver à
ceux qui l'ont plus grande ; & l'on en
sent assez la raison. Les rétentions d'u-
rine peuvent la dilater singulierement.
On a vu la capacité de ce viscere s'ac-
croitre au point de contenir deux pin-
tes, & même quatre pintes & demie de
liquide, suivant le rapport de M. Thi-

baut, c'est-à-dire, environ neuf livres de liqueur. (*a*)

La vessie a des connexions supérieurement à l'ombilic, inférieurement au pubis par le péritoine, antérieurement par le moyen de l'uretre; postérieurement à l'intestin rectum dans les hommes, & dans les femmes à la matrice.

On la divise en corps, en fond & en col, & en parties antérieures, postérieures & latérales. On doit entendre par son fond la partie inférieure, qui est plus ample & plus large, & dans laquelle l'urine se ramasse; & par son col, non un retrécissement ou une coarctation gradative de sa partie antérieure & inférieure; mais une sorte d'appendice, que l'on peut comparer, avec Weitbrecht, au bondon d'un tonneau: ce col est le commencement d'un ca-

____

(*a*) M. **Mery**, *Mém. de l'Académie des Sciences*, année 1713.

nal, nommé *uretre*, qui se termine au bout de la verge. Elle a encore dans sa partie postérieure deux autres conduits, appellés ureteres, par lesquels l'urine séparée dans les reins lui est transmise.

La vessie a à-peu-près les mêmes tuniques que l'estomac & les intestins. Ses arteres lui viennent des hypogastriques & des hémorroïdales, & les nerfs de l'intercostal, du plexus mésentérique inférieur, & sur-tout des cruraux.

Des parties naturelles des deux sexes.

Des Testicules.

Les *testicules*, ainsi appellés du mot latin *testes*, parce qu'on les regarde comme les témoins de la virilité, sont des corps glanduleux, situés hors du ventre dans un sac membraneux & musculeux, appellé *scrotum*, & vulgairement les *bourses*. On compte ordinairement dans l'homme deux testicules,

un de chaque côté. C'est ce qui les a
fait appeller *didimes* ou *jumeaux*. Il est
rare d'en voir trois, ou de n'en avoir
qu'un ; quelquefois cependant il n'y a
qu'un testicule, ou même point du tout:
alors ils sont souvent arretés aux aines,
où ils forment tumeur ; d'autres fois
aussi ils restent dans le ventre, ou bien
ils manquent tout-à-fait.

La figure des testicules est ovale, un
peu applatie sur les côtés. Leur gros-
seur n'est pas la même dans tous les
âges. Ils sont très-petits dans l'enfance
jusqu'à la puberté : mais dans les adul-
tes, ils ont le volume d'un gros œuf de
pigeon. Souvent un testicule est plus
gros que l'autre, & c'est ordinairement
le droit. Les testicules ont plusieurs en-
veloppes, que l'on distingue en com-
munes & en propres ; les communes,
font le *scrotum* & le *dartos* ; les autres,
qui enveloppent séparément chaque tes-
ticule, font le *muscle cremaster*, la *tu-*

nique vaginale & la *tunique albuginée.*

Le scrotum est une bourse cutanée, commune aux testicules. Ce n'est autre chose qu'une continuation de la peau ; elle en a à-peu-près la structure : avec cette différence que sa surface est, pour l'ordinaire, hérissée de petites glandes, de rides & de poils ; cette portion cutanée, quoique commune, est cependant séparée en deux portions latérales par une ligne intermédiaire, nommée *suture* ou *raphé*, qui n'est qu'une continuation de celle qu'on remarque au périné. Intérieurement cette bourse est charnue & donne à chaque testicule une enveloppe musculeuse, connue sous le nom de *dartos*. Cette bourse est susceptible d'une extension étonnante.

Les nerfs des testicules partent du plexus du bassinet des lombaires.

De la matrice & de ses dépendances.

Le vagin est ce canal membraneux particulier à la femme, qui s'étend depuis la vulve jusqu'au col de la matrice. Son entrée se nomme *orifice*. Il est situé dans le bassin de l'hypogastre au-dessous des os pubis, entre la vessie & le rectum, auquel il est si étroitement attaché, qu'il semble se confondre avec lui. La membrane interne du vagin ridée, comme elle est, & parsemée de petites glandes, se relâche quelquefois par les humeurs qui l'abreuvent, au point qu'il descend fort bas hors de la vulve. Roonhuise & Van-Meckreen, célebres Chirurgiens Hollandois, ont fait avec succès l'amputation de ces prolonge-mens contre nature ; & cela n'a rien de surprenant : mais ce que rapportent quelques Auteurs de l'amputation de la matrice même, ne mérite aucune croyance, ou demande au moins la plus grande circonspection.

La matrice est un viscere creux, si- **La Matrice.** tué dans le bassin de l'hypogastre, entre la vessie & le rectum. Sa partie supérieure & la plus large se nomme le *fond :* & l'inférieure, qui est la plus étroite, s'appelle le *col.* Il est traversé d'une ouverture, connue sous la dénomination d'*orifice interne.*

La figure de cet organe est triangulaire, à-peu-près comme une poire applatie & renversée. Sa grandeur varie dans les différens sujets, & même dans les différens états. La matrice dans les adultes, & hors de l'état dé grossesse, a, depuis son fond jusqu'à son orifice interne, environ trois travers de doigts de longueur & deux d'épaisseur ; son col est large d'un travers de doigt & son fond de deux & demi. Dans les femmes enceintes, cet organe s'éleve quelquefois au-dessus du nombril, &

augmente dans toutes ses proportions.
Au lieu que dans les femmes qui ne
sont pas grosses, sa cavité suffit à pei-
ne pour loger une grosse féve.

Ruisch dit que la matrice change
quelquefois de situation, & se porte
plus d'un côté que de l'autre. Il rap-
porte, dans l'observation 88.e un exem-
ple de cette direction viciée, qui paroissoit
dépendre d'un troisieme ligament rond,
attaché à la partie latérale du corps de
la matrice ; mais cela peut provenir aus-
si de certaines affections morbifiques.

La matrice est attachée par son col à
la partie supérieure du vagin. Son fond
ou sa partie supérieure est libre. Infé-
rieurement elle a des connexions avec
l'intestin rectum ; & antérieurement,
avec la vessie. C'est ce qui détermine
ce viscere à suivre la matrice dans ses
Descentes, comme l'a encore observé
Ruisch dans une femme octogénaire,
affligée depuis vingt-ans d'un renver-

fement de matrice. Une portion de la veffie, entrainée par la matrice, s'etant percée, avoit laiffé échapper dans ce dernier viscere quarante-deux pierres, que l'on en tira par une incifion longitudinale.

Les trompes de Fallope font deux canaux, un de chaque côté, d'une figure prefque conique, tortueux, vermiformes, fitués aux parties latérales de la matrice, dans la cavité de laquelle ils s'ouvrent. Elles font appellées *trompes* à caufe de leur figure, & *Fallope*, du nom de l'Anatomifte qui les a découvertes.

Les ovaires font deux corps globu- **Les Ovaires**leux & un peu applatis, placés, un de chaque côté, aux parties latérales de la matrice; dont ils ne font éloignés que d'environ deux travers de doigts. On les appelloit autrefois les *tefticules des femmes*, à caufe de leur ufage, & peut-être auffi à caufe de leur reffemblance avec ceux des hommes : ils font fitués dans l'hypogaftre, fur la face interne de l'os des îles, & attachés à la matrice par un fort ligament, & par les trompes de Fallope, & même par les ligamens larges fur lefquels ils font placés fupérieurement. Ils font attachés aux vaiffeaux fpermatiques, auxquels ils font comme fufpendus par le péritoine. Dans la groffeffe, ils fe rapprochent des parties latérales & du col de la matrice. C'eft vraifemblablement dans ce temps qu'ils font plus difpofés à s'attacher & à former Hernie. Il y a quelques années qu'à l'ouverture d'une femme morte à l'Hôpital de la Salpétriere, on trouva engagé dans l'anneau un des ovaires; dans lequel on crut appercevoir les veftiges d'un germe fécondé. Mais comme le volume de cet organe varie felon l'âge, le tempérament, & même par des affections maladives, le doute eft très-légitime quant à cette derniere circonftance.

La matrice eft retenue dans fa fitua-
tion par quatre ligamens, deux de cha-
que côté, dont les uns font nommés
larges, & les autres *ronds*.

Les deux ligamens larges font mem-
braneux, & ne font que des replis du
péritoine, entre lefquels fe trouve un
tiffu cellulaire; le relâchement de ces
ligamens produit fouvent la Defcente
ou chûte de la matrice.

Les ligamens ronds, font des produc-
tions qui partent, une de chaque côté
des parties latérales du fond de la ma-
trice, & qui communiquent dans les
aînes où ils vont fe terminer, en paf-
fant par l'anneau.

CHAPITRE I.
Des Hernies en général.

L'ÉTYMOLOGIE du mot *Hernie* eft
fort obfcur. On veut, & c'eft le fenti-

ment plus probable, qu'il soit dérivé du grec, *hernos*, qui signifie bourgeon ou rameau ; sans doute parce qu'on aura regardé l'Hernie comme un bourgeon qui sort du tronc. D'après cette étymologie, Celse, le Ciceron de la Médecine, en a fait le mot latin *ramex*, c'est-à-dire, *petite branche*.

On a encore donné à cette maladie le nom de *rupture*, parce que l'on a prétendu, mais avec assez peu de fondement, qu'elle arrivoit souvent par la rupture du péritoine. Si cette rupture y donne lieu, c'est fort rarement ; & si rarement même, qu'on a lieu de douter qu'elle existe jamais primitivement. Paré donne, pour signe de cette (*a*) rupture, la douleur vive & poignante que l'on ressent à l'endroit où les parties font irruption sur le champ. Au lieu, dit ce grand Maitre, que quand

____

(*a*) Chap. 14. Liv. 8.

l'Hernie se fait par dilatation & insensiblement, elle fait peu de douleur
Cette distinction, varie dans le fond,
n'établit pas le fait contesté. Il est bien
vrai que la présence subite des parties
peut causer beaucoup de douleur : mais
elle n'est occasionnée que par le décolement violent de la tunique vaginale;
& c'est ce que l'expérience démontre.
Ruisch & Nuck (*a*) disent, que dans
toutes les Hernies faites lentement, ou
tout-à-coup, on voit constamment le
péritoine simplement relaché & distendu. Je serois disposé à croire que ces
irruptions subites n'ont lieu que dans les
cas où les parties contenues ont déja
fait quelques progrès à travers les ouvertures. Ce qui tend à appuyer cette
conjecture, c'est que l'inspection des
cadavres a fait voir (*b*) des cavités pro-

____

(*a*) *Adv. Anat. dec. 11. parag. 9.* & Nuck
operat. & experim. chir.
(*b*) Mem. de l'Acad. de Chir. sur plus. Hern.
sing. par M. Garang, *pag.* 364.

pres à loger les deux tiers d'un œuf de poule, & remplies par des portions épiploïques & inteftinales, fans que rien fe fût encore manifefté au-dehors. On cite en faveur de la rupture (*a*) l'hiftoire d'un Palfrenier, qui ayant auparavant un Bubonocelle, reçut au ventre un tel coup de pied d'un cheval, qu'en peu d'heures, prefque toute la maffe inteftinale tombant dans les bourfes, y formoit une tumeur énorme, qui produifit l'affaiffement prefque total du ventre. Quand la rupture auroit eu lieu, ce fait n'en eft pas plus concluant que les autres. L'obfervation journaliere apprend que le fac, en prenant de l'épaiffeur, ne conferve pas toujours fa force & fon élafticité ordinaire. Et alors le péritoine finit fouvent par fe rompre, fans que des efforts fi marqués aient

----

(*a*) Mauchæ , *Diff.* de entero-epipl. crurali *Tubing.* 1748.

concouru

concouru à fa rupture. M. Sharp, dans
l'opération d'une exomphale *(a)*, ren-
contra un fac affez épais ; & dans un au-
tre, il vit le fac crevé en plufieurs en-
droits, former des filamens qui rete-
noient les inteftins ; d'où réfultoient les
inégalités qu'on obferve dans ces tu-
meurs, devenues un peu anciennes. Ain-
fi de l'obfervation citée, on ne peut
conclure qu'il fe faffe primitivement des
Hernies par rupture : c'eft donc à tort
qu'on leur a donné ce nom.

On appelle *Hernies*, ou, felon le lan-
gage vulgaire, Defcentes, toutes les tu-
meurs formées par le déplacement des
parties contenues, & le relâchement
des parties contenantes. Ces tumeurs
arrivent indifféremment fur toute la fu-
perficie du bas - ventre, aux efpaces
triangulaires, au nombril, au-deffus du
pubis, aux régions latérales, aux aînes,

(*a*) Recherch. fur l'état préf. de la Chir.
pag. 65 & fuiv.

F

aux cuisses, au trou ovale, au vagin, à l'anus, au dos.

Les différens endroits où elles se manifestent, les differentes parties qu'elles contiennent, en constituent les genres & les especes particulieres. Selon la nature des parties sorties, les unes se nomment *epiplocelles*, quand c'est l'épiploon : *entero-celles*, lorsque c'est l'intestin. Relativement aux endroits qu'elles occupent, elles se nomment *ventrales*, *exomphales*, *crurales*, &c.

Les visceres qui concourent à leur formation sont, l'estomac, l'épiploon, le foie, la rate, les intestins, le mésentere, les testicules, la matrice, la vessie. Il arrive quelquefois que la paroi d'un côté du calibre intestinal, se trouve pincée de façon, que la continuité du canal n'étant interceptée qu'en partie, les matieres peuvent encore y passer. Cette espece d'Hernie a été connue de Fabrice de Hilden. On peut consul-

ter les obſervations 55 de la premiere
Centurie, & 71 de la ſixieme.

On diviſe les Hernies en vraies &
en fauſſes ; nous avons donné la défi-
nition des premieres.

A l'égard des fauſſes, elles ſont for-
mées par différentes humeurs, telles
que le ſang, la lymphe, la ſemence,
les vents, &c. On voit par-là que ces
ſortes de tumeurs n'appartiennent pas à
la claſſe des Hernies dont nous venons
de parler, elles n'ont de commun que
le ſiege, & varient tout-à-fait par les
moyens curatifs.

On lit dans les Auteurs pluſieurs ob-
ſervations d'Hernies internes ; telles
ſont celles de s'eſtomac, à travers le
diaphragme ; celles des inteſtins, à tra-
vers les ruptures de la matrice, & beau-
coup d'autres auſſi ſingulieres. Mais
comme ces maladies ſont preſque tou-
jours mortelles, & qu'elles ſont le plus
ſouvent l'écueil des plus habiles Maîtres,

& de l'art même, nous n'en parlerons pas ici.

CAUSES.

L'ufage ordinaire fembloit exiger que je commençaffe par établir les caufes externes, avant de paffer aux internes; mais il m'a paru plus naturel de fuivre, fans interruption, la chaîne des caufes productrices de ces maladies. Je les diftinguerai donc en *internes* & en *externes*, regardant les premieres comme caufes prédifpofantes, & les fecondes comme ne produifant prefque jamais d'Hernies que par le concours des premieres.

Les caufes internes font certains vices de la conformation primitive des parties, auxquels on peut ajouter une furabondance de pituite & de férofité, l'embonpoint exceffif ou l'extrême maigreur; ces dernieres caufes peuvent devoir leur naiffance ou leurs progrès à l'abus des chofes non naturelles, telles que l'air chargé de brouillard épais, les habitations baffes, humides & maréca-geufes, les alimens gras, huileux, re-lâchans ou venteux; ceux qui font trop fucculens trop féreux, ou de difficile digeftion. L'intempérance ou la difette de nourriture, l'ufage long-temps con-tinué de la biere, du cidre ou d'autres liqueurs échauffantes ou venteufes. Par un genre de vie trop fédentaire, les fibres mufculaires perdent leur reffort; les travaux violens & pénibles dans lef-quels la diffipation eft trop grande & la tenfion trop continuée, jettent les fibres dans l'affoibliffement & dans l'a-tonie. On en peut dire autant de l'ex-cès du fommeil & de la veille, les hu-meurs fupprimées ou les évacuations exceffives, les hydropifies, l'afthme, les matieres extrémentitielles long-temps retenues. Certaines difpofitions qui mettent les vifceres à la gêne, telles que la groffeffe, la toux, les cris, les chants & les fortes infpirations, en font encore des caufes journalieres.

Les caufes externes font les coups, les chûtes, les plaies du bas-ventre, pénétrantes ou non pénétrantes, les exercices de la volupté portés à l'excès, les grandes extenfions des bras, la geftation des fardeaux pefans, les courfes, les fauts, les danfes, & les écartemens des cuiffes, les diftenfions violentes & forcées, les inftrumens à vent, les corps contondans ou piquans de toute efpece.

Signes.

On entend par les fignes d'une maladie en général, certaines chofes qui tombent fous nos fens, & qui nous font diftinguer fon approche, fon caractere effentiel, fa durée & fon iffue.

Les Pathologiftes en font de trois efpeces; favoir, les commémoratifs, les diagnostics & les prognostics. Les signes commémoratifs instruisent de ce qui a précédé la maladie. Ces signes, dans les Hernies, font la constitution des parens, celle du malade, sa maniere de vivre, les lieux qu'il habite, les maladies qu'il a essuyées; les coups qu'il a reçus, les chûtes qu'il a faites, &c. Ces signes, qui instruisent des causes de la maladie, font connoître, de concert avec les diagnostics, quelle sera son issue, & les remedes qui lui conviennent.

Les signes diagnostics font voir l'état actuel, le genre & l'espece de l'Hernie. Pour établir ces signes, il faut la suivre depuis sa naissance jusqu'à son dernier période. Dans son principe, les parties contenues viennent flotter contre les ouvertures dont nous avons parlé. Le péritoine déja relaché s'étend & se prête à l'impulsion des parties, & à la forme de l'ouverture. La maladie fait de jour en jour des progrès, souvent fans que le malade s'en apperçoive. D'autres fois il reffent des coliques vagues, qu'il attribue à d'autres caufes. Il fe tranquillife fur fon état, parce que ces maux font légers. Infenfiblement l'épiploon, ou l'inteftin, fait de nouveaux progrès & arrive aux tégumens. Comme ils ne font alors qu'une foible barriere à oppofer à la force impulfive des vifceres, ils ne tardent pas à céder & à s'étendre. Quand l'Hernie eft mal contenue ou livrée à elle-même, elle s'accroît & parvient à un très-gros volume. Les matieres parcourent avec peine le calibre inteftinal, de-là les digeftions laborieufes, les coliques habituelles, les laffitudes fpontanées, les défaillances ; enfin les variations de l'air qui influent fur tous les corps, exercent fur les miférables Herniftes un empire plus cruel & plus tyrannique. Ces incommodités né font pas feules ; la compreffion des parties, dans le fac qui les contient,

géne

gêne la circulation qui se ralentit dans les vaisseaux sanguins, bientôt la lymphe en souffre des stases, quelques vaisseaux lymphatiques s'étendent ou se déchirent, & laissent échapper leurs sucs. La partie la plus tenue & la plus fluide se dissipe par la chaleur, tandis que l'autre s'épaissit & agglutine entr'elles les différentes parties, à peu près de la même maniere que se font les cicatrices. Cette agglutination des parois externes de l'intestin, entr'elles ou avec l'épiploon, ou avec toute autre partie, varie selon la quantité ou la perversion des sucs épanchés, & l'étendue de la lésion des vaisseaux. Cet accident & ses especes, sont connus des Chirurgiens sous le nom générique d'*adhérence*.

Cet accident, quoique fâcheux, n'est pas, sans contredit, le plus redoutable. Il en est un autre, appellé *étranglement*, qui dépend de l'incarcération & du resserrement des parties échappées dans l'ouverture qui leur donne paſſage. Il peut ſurvenir à l'Hernie, avant qu'elle faſſe éminence à l'extérieur. Ce dernier cas, qui eſt rare, ne l'eſt pas autant dans les différens états des Hernies.

La ſaiſon la plus fertile en étranglemens eſt l'hiver : & ſi l'on veut y faire attention, on remarquera que c'eſt immédiatement après avoir eſſuyé la rigueur du froid aux pieds, à la tête, aux mains, ou dans toute l'habitude du corps, que cet accident arrive. Il faut convenir auſſi que la conſtipation, les alimens venteux, certaines diſpoſitions de l'eſtomac, ſont propres à lui donner naiſſance dans toutes les ſaiſons de l'année. On voit donc que le ſalut des Herniſtes tient en grande partie à la ſobriété, à la liberté du ventre & aux ſoins qu'ils auront d'éviter le froid. Quand la conſtipation a précédé de quelques jours l'étranglement, on a lieu

de soupçonner des matieres arrêtées
à la partie étranglée. La résistance
marquée de la tumeur sous les doigts,
favorise encore cette conjecture, sans
en faire une preuve démonstrative. Mais
soit que les vents ou les matieres se ni-
chent dans la portion intestinale incar-
cérée, soit que le sac de la Hernie,
irrité par l'acrimonie de la sérosité qu'il
contient, s'enflamme & se retrécisse ;
il ne s'enfuit pas moins la stagnation
des liqueurs & la compression des nerfs,
des douleurs de coliques, qui d'a-
bord partent du point de l'étrangle-
ment, & viennent s'y terminer. Ces
douleurs augmentent, deviennent énor-
mes & s'emparent de tout le bas-ventre.
L'engorgement s'accroît par le défaut de
communication entre les parties supérieu-
re & inférieure de la portion intestinale
comprimée. Surviennent bientôt des
anxiétés, la fiévre, les nausées, le hoc-
quet, les vomissemens de glaires, puis

d'excrémens & de chyle ; & enfin de matieres bilicufes, feules ou confondues avec les excrémentitielles. Le ventre fe gonfle, fe tend, fe météorife; la raifon s'aliene, des convulfions affreufes tourmentent le malade, &c. Tel eft le tableau de ce terrible accident, connu fous le nom de *paffion iliaque*, ou vulgairement appellé, à caufe de la rapidité de fes progrès, *colique de miferere* Quand les chofes prennent une meilleure face, les fymptomes fe ralentiffent infenfiblement. Si au contraire les parties paffent de l'inflammation à la gangrène, la tumeur s'affaiffe, conferve l'impreffion des doigts, & prend une couleur livide ou noire. Le malheureux Hernifte devient tout-à-coup plus tranquille. Ce calme illufoire le raffure & en impofe aux affiftans. C'eft le ferpent caché fous les fleurs. L'erreur n'eft pas de longue durée. La proftration des forces, des fueurs froides & erratiques ; la petiteffe, la fréquence, l'irrégularité & l'intermittence du pouls ; le délire, la tenfion des nerfs, font les triftes préfages qui annoncent la fin de cette fcene effrayante.

Quand il n'y a qu'une portion latérale du calibre inteftinal, ou un appendice pincé dans l'Hernie, la marche des fymptomes eft plus lente, & leur violence moins grande. Le malade va à la felle dans tout le cours de la maladie, parce que la totalité du tuyau inteftinal n'étant point interceptée, les excrémens ont, le plus fouvent, la liberté de le parcourir d'un bout à l'autre. Il n'y a point de hocquet, ou très-rarement. On ne vomit pas, ou incomparablement moins que dans les Hernies ordinaires, & point de matieres fécales ; & le ventre n'eft ni gros, ni tendu, ni plein de vents, comme il arrive communément.

G 3

Quand l'épiploon eſt étranglé ſeul, les tiraillemens, les irritations de l'eſtomac produiſent des ſymptomes, qui, ſans interrompre le cours de matieres dans le conduit inteſtinal, ne ſont ni moins affreux, ni moins funeſtes ; tels ſont la cardialgie, les vomiſſemens bilieux ou écumeux, le hocquet, une douleur cruelle dans les entrailles, &c. Les progrès de l'inflammation ſont moins rapides : mais le plus ſouvent la terminaiſon n'en eſt pas plus heureuſe que dans l'étranglement de l'inteſtin.

L'inflammation ne joue pas ici un grand rôle. Aſſez ſouvent même les malades périſſent avant qu'elle ſe maniféſte : cette obſervation importante dans la pratique eſt aſſez particuliere aux vieillards. C'eſt un fait dont j'ai été pluſieurs fois témoins. M. Ledran, faiſant l'opération du bubonocelle à un homme de quatre-vingt-deux ans, trouva, le ſeizieme jour de l'étranglement, les

inteſtins en bon état. On lit dans le traité
des maladies des nerfs de Boheraave,
publié par Van-Ems, qu'un Muſicien
de Leyde avoit une Hernie inguinale,
qu'il contenoit fort bien par le bandage.
Après avoir ſoupé légerement, il ſe
couche avec ſa femme. Au milieu de
la nuit, il ſent ſa Hernie s'échapper ;
auſſi-tôt il lâche ſon bandage, eſſaie
de la faire rentrer, mais en vain. Le
mal augmente ; les vomiſſemens, le
hocquet, des douleurs inſupportables
ſurviennent ; on appelle le Chirurgien
& le Médecin. Tous les remedes ſont
employés, aucun ne réuſſit, & le ma-
lade meurt en peu d'heures. Il n'y avoit
autre choſe qu'un étranglement de l'in-
teſtin avec le méſentere, & les ſeuls
nerfs affectés dans ces parties, ont bien-
tôt porté le déſordre & la mort dans
toute l'économie animale. A l'ouverture
du cadavre on ne trouve nulles traces
d'inflammation, de gangrène ou de ſup-

épuration ; on ne voit ici qu'une simple affection nerveufe, tout eft changé, toutes les fonctions font anéanties.

On a vu, dit encore ce célèbre Médecin, des Hernies inteftinales dont le fac s'étoit formé dans la fubftance même des inteftins. Ce fac fe rempliffoit des matieres chyleufes, qui y abordoient, & rien ne paffoit par les voies ordinaires. Si-tôt que le fac étoit plein, il fe vuidoit par les vomiffemens : & ces perfonnes, malgré cela, n'ont pas laiffé de vivre des années. J'ai vu un malade qui rendoit fréquemment les nourritures qu'il avoit prifes, & quelquefois même les excrémens, vivre deux années dans cet état. Après fa mort, on lui trouva une pareille poche à l'arc du colon.

L'étranglement de la veffie produit la tenfion de l'abdomen, l'inflammation, la fiévre, les épreintes, le vomiffement & le hocquet. On n'y rémédie qu'en rendant à l'urine fon cours naturel, foit par la compreffion de la tumeur, la fonde ou la ponction. Les fignes qui, felon (*a*) le célebre Chirurgien Petit, diftinguent l'étranglement de la v effie de celui de l'inteftin, font que, dans le premier cas, à la chaleur & à la douleur de la tumeur, fe joignent la fiévre & les vomiffemens, fuivis de hocquet : dans le fecond cas, c'eft-à-dire, fi l'inteftin eft étranglé dans l'anneau avec la veffie, les hocquets précéderont le vomiffement qui furviendra.

Signes prognoftics.

Ils font ainfi appellés, parce que c'eft par eux que l'on peut prévoir quelle fera la durée & l'iffue de la maladie : ces fignes fe tirent des caufes des Hernies, de leurs progrès, de la nature des parties forties des différens endroits où

(*a*) Mém. de l'Acad. Roy. de Chir. fur les Hernies de veffies, *in-12. pag.* 80.

elles arrivent, de leur état actuel, du dégré de leur ancienneté, de l'âge, du sexe, du tempérament du malade.

1.º Par rapport aux caufes des Hernies, celles qui font faites par la fection du péritoine font incurables, ainfi que celles qui dépendent d'un vice primitif de conformation. Celles qui proviennent du tempérament font très-difficiles à guérir.

2.º Celles qui font devenues très-groffes, & qui ont fait des progrès rapides, ne peuvent guères efpérer de guérifon.

3.º Les Defcentes d'eftomac, en général, font plus redoutables que celles d'inteftin & de veffie : & ces dernieres que celles d'épiploon.

4.º Les Hernies du nombril font rarement curables, ainfi que les ventrales, notamment quand elles font volumineufes.

5.º Les Hernies qui ont contracté des

adhérences, ou qui font affectées de
l'étranglement, font très-fouvent mor-
telles.

L'âge, le fexe, le tempérament &
la durée de ces maladies, apportent en-
core dans ce prognoftic des différences
fur lefquelles nous nous étendrons ail-
leurs, pour éviter les redites.

Cure.

La cure des Hernies eft palliative ou
radicale. On appelle *cure palliative*,
celle qui calme les fymptomes, & di-
minue les accidens, fans détruire la
caufe du mal.

La cure radicale eft celle qui diffipe
fes fymptomes & les accidens, par la
deftruction totale des caufes de l'Hernie.

Dans l'une & l'autre curation, il faut
commencer par faire rentrer les parties
échappées. Quand on peut obtenir ce
premier point, on peut parvenir, en les
contenant, à la guérifon radicale.

L'opération que l'on pratique, pour replacer les parties, fans ouverture des tégumens, eft connue des Chirurgiens fous le nom de *taxis*, c'eft à-dire, arrangement de parties. Comme cette opération eft fujette à autant de variations qu'il y a de genres d'Hernies, nous en renvoyons la defcription au traitement particulier. Il nous refte feulement à expofer ici les moyens que l'on peut mettre en ufage pour combattre les principaux accidens qui s'oppofent aux fuccès de cette opération.

Ces obftacles font fpécialement les adhérences & l'étranglement. Quand la Defcente eft récente, elle peut être encore fufceptible de guérifon, par les fecours que nous préfenterons ci-après. Pour ce qui eft des anciennes, il faut de deux chofes l'une : ou que toutes les Hernies (*a*) immobiles ne reconnoiffent

---

(*a*) J'appelle *immobiles*, les Hernies qui ne rentrent pas, & qui ne font pas accompagnées des douleurs de l'étranglement.

pas constamment pour cause de leur immobilité des adhérences, ou convenir que quelques-unes sont encore curables. Entre plusieurs exemples, je citerai celui d'un homme, qui, depuis vingt-cinq ans, portoit une Hernie : elle resta six à sept ans immobile : au bout de ce temps, il se trouva fort surpris de la voir rentrer avec assez de facilité, sans qu'elle eût acquis plus de volume. Si la nature n'est pas toujours aussi bienfaisante, les secours de l'art, à cet égard, ne font pas toujours stériles. Les remedes généraux, la situation, le repos, les emplâtres fondans & de légeres frictions mercurielles sur la tumeur, m'ont obtenu des succès inespérés. Les maux ne cédent pas toujours aux efforts les plus fages & les plus ingénieux, j'en conviens ; mais doit-on abandonner des adhérences, parce qu'on les suppose anciennes ? L'humanité a des droits imprescriptibles ; & ne sauveroit-on qu'un

malade fur dix, c'en eft affez pour au-
torifer une entreprife qui n'eft jamais
téméraire, puifqu'elle ne peut tourner,
dans toutes les circonftances, qu'à l'a-
vantage du malade.

Il y a bien des années que les
fomentations émollientes, chaudes,
& les cataplâmes de même nature,
font prônés, par la routine, dans la
cure de l'étranglement, fans que les
malheureux effets qu'ont produit ces
remedes aient ancore pu les décrédi-
ter. Cependant, pour peu qu'on veuille
réfléchir, on fentira facilement l'incon-
féquence de cette pratique. De l'aveu
même de ceux qui la fuivent, les vents
& les matieres, ou tous les deux enfem-
ble, font les premieres caufes de l'é-
tranglement. Si cela eft, leurs topiques
n'auront, dans ces deux cas, d'autres
effets que de raréfier l'air & d'augmen-
ter l'engorgement. Si l'on fuppofe avec
eux que les matieres inteftinales ont

passé dans la tumeur, les fomentations
chaudes & émollientes, la chaleur mê-
me de la partie, le séjour qu'y font les
matieres, tout tendra à en accélérer la
putréfaction, & à déterminer la gan-
grene. Il n'y a donc d'autre parti à
prendre, que d'abandonner cette dan-
gereuse routine. La méthode de (a)
Belloste, autorisée par trente-cinq ans
d'expérience ; celle de tous les grands
Maîtres, qui est fort analogue à la sien-
ne, n'a pas encore fait ouvrir les yeux
sur les tentatives infidelles & dangereu-
ses de ces fomentations chaudes. On ne
doit pas adopter de méthode unifor-
me. Il faut, en raison de l'âge, du tem-
pérament, & par l'examen des acci-
dens, se déterminer à donner la préfé-
rence ou l'exclusion à telle ou telle au-
tre. En général, celle que nous allons
décrire est la plus conforme à la raison

(a) Chir. d'Hôp. *pag.* 145 *& suiv. tom.* 2.

& à l'expérience. Elle confiste à dif-
pofer le lit du malade de maniere que
les pieds foient plus elevés que le tronc
& la tête. Enfuite on fait une copieufe
faignée, & l'on profite de la fyncope,
qui furvient fouvent, pour tenter la ré-
duction ; fi elle ne réuffit pas, on pré-
pare un cataplâme avec les farines de
féves, d'avoine, de froment & l'eau.
A la fin de la coction, on ajoute un peu
d'huile & le vinaigre. Pendant la prépa-
ration de ce topique, on peut, pour
ménager les inftans qui font précieux,
fomenter la partie avec l'eau froide, &
en faire boire au malade, & de temps
à autre on effaie la réduction.

Samuel-Formio (*a*), célebre Chirur-
gien, joignoit à cette fituation de con-
tinuelles fomentations d'eau froide, qui
avoient le plus grand fuccès.

Riviere (*b*) guérit un malade, réduit

____

(*a*) Obf. comm. dans Riviere, Ob. xv.
(*b*) Obf. 82.

à

à la derniere extrémité & aux sueurs froides, par des lotions faites avec de l'eau-de-vie chaude.

Un lavement recommandé par (*a*) Paré, & par Pigray (*b*), son disciple, pour chasser les vents, qu'ils soupçonnoient passés dans l'intestin étranglé, c'est le vin de Malvoisie, l'huile de noix, & un peu d'eau-de-vie. M. Garangeot se loue, après l'opération, de ce même remede, que l'on pourroit placer avec succès dans les premiers momens de l'étranglement.

Reneaume (*c*), d'après l'assertion du Pere Romuald, Religieux de la Charité, raconte, qu'un homme déterminé, par l'atrocité des douleurs, à l'opération, & ennuyé de l'attente du Chirurgien, fit appliquer sur la Descente un sachet rempli de sel marin décrépité, que l'on

---

(*a*) Liv. 8. chap. 15.
(*b*) Liv. 11. chap. 41.
(*c*) Essai sur les Hernies *pag.* 181 *& suiv.*

avoit fait chauffer dans une poële de
fer. En continuant l'application de nou-
veaux fachets, toujours chauds, il par-
vint, non feulement à calmer fes dou-
leurs, mais encore il vit rentrer fa Def-
cente & guérit parfaitement, après trois
mois de l'ufage de ce remede.

Quant à l'application de l'eau de neige
& de la glace, lorfque ce remede n'a pas
réuffi dans les douze heures, il doit étre
rejetté, fi l'on ne veut voir tomber la par-
tie en gangrene. On a cependant vu la
glace réuffir le troifieme jour de l'étran-
glement. Je l'ai vu appliquer encore plus
tard, mais avec le plus malheureux fuccès.

Heifter (*a*) recommande la fumée
du tabac, introduite par l'anus. Mon-
ro (*b*), & Sharp (*c*) fe font bien trou-
vés de quelques purgatifs. Ils ne fpéci-

(*a*) Chir.
(*b*) Effais & ob. de Méd. de la foc. d'Edim-
bourg, *tom.* 5, *p.* 358.
(*c*) Recherches fur la Chir. *p.* 27.

fient pas les cas pofitifs où ils doivent être préférés: mais il femble qu'ils peuvent être très-avantageux aux vieillards, chez lefquels l'étranglement n'eft occafionné que par l'amas des matieres & l'inertie des fibres inteftinales ; ce qui eft prouvé par la lenteur des accidens & l'infpection des cadavres: aufli les purgatifs m'ont-ils bien fervi dans ces cas ; au lieu que les faignées répétées, favorables aux perfonnes de moyen âge & aux jeunes gens, leur font fouvent préjudiciables.

La réduction des parties & l'application des bandages préfentent quelques obfervations générales , de la négligence defquelles réfultent les plus grands maux.

1.° La réduction des Hernies ne doit jamais fe faire debout , mais dans une fituation horifontale, en repouffant, toujours avec douceur, les parties en détail & non en maffe.

2.º On ne doit jamais tenter l'application des bandages, si la réduction n'a été préalablement faite.

3.º Enfin, cette application, pour être méthodique & sûre, exige la même situation que la réduction.

Nous supposons la réduction des parties, exécutée selon les regles de l'art. On n'a encore fait que le premier pas vers la guérison. Un autre point aussi essentiel, c'est d'empêcher que ces parties ne sortent de nouveau. Le premier instinct de la nature, attentive à sa conservation, engage les malades à porter la main sur l'ouverture. Comme ce secours ne peut être que momentané, la nécessité, mere de l'industrie, fit naître différentes machines contentives, que l'on nomme *bandages*, en terme de l'art, & vulgairement *brayers*. Leur application méthodique conduit à la guérison radicale dans un très-grand nombre de cas. Il en est d'autres où ils n'opéren que comme palliatifs de la maladie , parce qu'ils n'en détruifent pas les caufes primitives.

Le régime tient un rang diftingué parmi les remedes que l'on emploie pour la guérifon de ces maladies. Dans les enfans, lorfqu'on a lieu d'accufer la férofité ou la vifcofité du lait de la nourrice , il faut, ou la changer, ou la déterminer à un régime plus falutaire à fon éleve. Elle doit s'abftenir d'alimens venteux , indigeftes , féreux , des viandes falées , des fruits , de la falade & autres nourritures de cette efpece. Il ne fuffit pas d'éviter les chofes évidemment nuifibles, il faut encore préférer celles qui font utiles: on choifira les farineux les plus légers , le pain bien cuit, les viandes rôties , &c.

Dans la claffe des légumes , on s'en tiendra aux artichauts, à la fcorfonere , aux cercifis , aux carotes , aux panais , & l'enfant tirera de ce régime le plus grand avantage. Il peut arriver qu'il guériffe par le feul fecours du bandage ; mais fi fa conftitution eft décidément pituiteufe, il pourroit fe faire auffi qu'on n'obtînt fa guérifon que par ces attentions fcrupuleufement fuivies.

Au refte, la nourrice ne fouffre point de ce régime ; je dis plus, elle éloigne pour elle-même les caufes de ces maladies, & fon éleve y gagne beaucoup. Je n'avertis pas les nourrices de ne point trop infifter fur les apéritifs dans la crainte qu'ils ne détournent leur lait ; la négligence me paroît ici plus à craindre de leur part que l'abus. Ce que je crois devoir leur recommander, c'eft l'exactitude dans leur régime, & la fobriété dans leurs repas ; car il eft conftant qu'il vaut mieux ne point fe mettre à l'ufage des remedes, que de les fuivre avec indifférence.

Une précaution qu'elles doivent avoir encore, c'eft de ne pas abandonner les

enfans à des cris continuels & opiniâ-
tres, qu'elles éviteront facilement. Le
premier moyen est de ne pas les fer-
rer, comme elles ont coutume de le
faire, dans des bandes qui gênent la
liberté de leur mouvement, & les pro-
grès même de leur accroissement. Si
on les enveloppe, que ce soit toujours
mollement. On peut voir, dans la se-
conde centurie des observations de
Fabrice de Hilden, les pernicieux effets
de ces bandes trop serrées. Le second
point est de les tenir dans la plus gran-
de propreté. Et un troisieme enfin re-
garde leur nourriture. La bouillie faite
de farine & de lait digere mal, parce
qu'elle a trop de viscosité. Et quand
on fait torréfier la farine dont on com-
pose leur bouillie, il en résulte un autre
inconvénient, qui est de nourrir moins
& de constiper davantage, à moins qu'on
ne veuille y ajouter le beurre ; mais alors
c'est substituer un mal à un autre. La

bouillie de mie de pain bien cuit & de lait, devient aux enfans un aliment léger & bienfaisant.

Si les nourrices, moins attachées à leur routine, en font l'expérience, elles ne tarderont pas à s'applaudir de cette réforme.

Les régles diététiques que nous venons de donner aux nourrices en faveur de leurs éleves, conviennent également aux adultes qui ont les mémes caufes à combattre. Le relâchement du péritoine, comme celui des parties contenues, ne vient que de cette férofité furabondante ; donc le régime le plus deffica-tif que l'on puiffe fuivre eft le meilleur.

Les tifanes compofées de racines de garance, de perfil, d'afperges, de geneft, de feuilles de turquette & d'abfynthe, la décoction des bois fudorifiques & les purgatifs légerément hydragogues, opéreront de très-bons effets.

Si

Si l'on a lieu d'accuser les obstruc-
tions dans les glandes, des hydropi-
sies, ou autres maladies de ce genre,
il faut en terminer la cure avant de pas-
ser à celle des Hernies.

On peut faire concourir avec avan-
tage, au succès de ces remedes, la si-
tuation, le repos & la sobriété. Ce sont
ces moyens auxiliaires qui avoient don-
né la vogue au remede du Prieur de
Cabrieres ; comme on a lieu de penser
que la négligence de ces préceptes, &
peut-être aussi l'administration indis-
crete & déplacée de ce remede, l'a fait
tomber dans le discrédit. Je veux bien
que les succès n'en aient pas été cons-
tans, dans les cas même où il étoit le
mieux indiqué : mais qu'on me trouve
un remede infaillible, & je passe con-
damnation sur celui-ci. Son activité mor-
dicante lui a mérité un reproche plus
fondé, & qui doit, à la vérité, en ren-
dre l'usage interne fort circonspect.

I

Cette raison m'avoit déterminé à lui substituer l'esprit de sel dulcifie, qui, malgré toutes les bonnes qualités qu'on lui attribue, veut être encore administré avec sagesse. Les poitrines delicates, par exemple, ne s'accommodent pas de son acidité. Dans les circonstances où il peut se placer sans danger, & par des personnes éclairées, je l'ai vu opérer des très-bons effets, en plus ou moins de temps, selon l'opiniâtreté des accidens.

Je ne vois pas pourquoi le Prieur de Cabrieres avoit fixé l'usage de son remede à vingt-un jours. Je pense qu'autrefois les Hernies, aussi indociles qu'elles le sont aujourd'hui, n'étoient guères plus disposées à céder dans ce court espace de temps, que dans les trois jours perscrits par Aëce pour l'application d'un papier trempé dans l'eau froide.

Les Livres sont pleins de recettes d'emplâtres, qui promettent merveille :

mais l'expérience apprend qu'il y a fou-
vent beaucoup à rabattre des ces pom-
peufes promeffes. Cependant je crois
bien que ces remedes, en d'habiles mains,
ne doivent pas être infructueux, & que
l'on pourroit en tirer les plus grands
avantages, en les combinant avec les
fecours que nous avons ci-devant ex-
pofés. On peut fe fervir de l'emplâtre
fuivant, qui m'a plufieurs fois réuffi.

℞. *Cire-neuve,*
   de poix navale,
   hifpociftis,
   fang de dragon,
   bol d'Arménie,   De cha-
   thérébentine de Venife,   que une
   racine de grande con-   once.
     foude.
quatre noix de cyprès,

Faites du tout un emplâtre, felon
l'art.

Ou encore celui-ci :

℞. *De sang de dragon,*
de mumie,
de mastic,
d'encens,
de racine de grande con-
soude,
de bol d'Arménie,
de limaces rouges,
de hérisson terrestre,
　　De cha-
　　que une
　　once.

Le tout mis en poudre & incorporé avec la thérébentine, pour un emplâtre que l'on appliquera sur l'ouverture qui donne passage aux parties. On peut y joindre utilement l'usage de l'opiat suivant.

℞. *De terre sigillée,*
de grande consoude,
de bol d'Arménie,
de corne de cerf brûlée
& calcinée,
　　De cha-
　　que un
　　gros.

Qu'on incorporera avec suffisante quantité de sirop d'épine-vinette, pour lui donner la consistance d'opiat. On en prendra tous les matins un gros avec un bouillon par-dessus ; & cela pendant environ quinze à vingt jours, selon l'exigence des cas. On fait précéder les remedes généraux, suivant le tempérament & les dispositions du malade.

On ne doit attendre de succès de ces remedes qu'autant qu'on y joindra le repos, le régime & la situation. Je l'ai déja dit plusieurs fois, & l'on ne sauroit trop le répéter.

CHAPITRE II.

Hernies des espaces triangulaires, ou autrement appellées Hernies de l'estomac.

Cette Hernie se manifeste latéralement proche les cartilages des fausses-côtes, ou positivement au centre vis-à-vis l'extrémité du cartilage xiphoïde.

I 3

Cette maladie paroît décrite dans quel-
ques auteurs. Barbette (*a*) a parlé d'une
Hernie, qui arrive au-deſſus de l'ombi-
lic, comme d'une choſe très-rare.

Bartholin ſemble s'expliquer plus clai
rément dans l'obſervaion quatre-vingt-
quinze de la ſeconde Centurie ; il parle
d'une Hernie qui parut à une femme
au-deſſus de la région ombilicale, &
au-deſſus du cartilage xiphoïde. Cette
tumeur augmentoit au moindre travail
de la maladie.

On lit dans Hildanus (*b*) un fait qui
paroît la caractériſer davantage : un
boulanger, dit-il, prit, il y a dix-ſept
ans, une potion préparée avec l'anti-
moine, qui donna à l'eſtomac de ſi fu-
rieuſes ſecouſſes, qu'il eſt ſurvenu une
Hernie de ce viſcere qui lui donne de
grandes incommodités. Toutes les fois

(*a*) Op. Chir. & Ant. *chap.* 7.
(*b*) *Reſp. ad Doering. p.* 913.

qu'il se baisse, l'estomac tombe, avec douleur, comme dans un sac.

Ces exemples ne sont pas les seuls qu'on trouve dans les Auteurs : mais personne n'a décrit cette maladie aussi exactement que M. Garangeot (*a*). Cette tumeur va de la grosseur d'une olive à celle d'un œuf de poule & même plus : avec cette différence, que quand elle est parvenue à ce point, sa base est plus évasée que dans les autres especes.

CAUSES.

Les causes de ces Hernies sont la foiblesse naturelle ou contre nature des parties contenantes, les efforts pour lever quelque fardeau, les renversemens en arriere, les occupations qui tiennent long-temps le corps dans un état de flexion, les vomissemens de la

______

(*a*) Mém. de l'Acad. de Chir. tom. 3 in-12. pag. 346.

I 4

groſſeſſe dans les femmes qui portent
leurs enfans fort haut.

Diagnoſtic.

Quand on apperçoit une tumeur plus
ou moins conſidérable vers la partie
ſupérieure de la ligne blanche, près du
cartilage xiphoïde, que cette tumeur
entre & ſort par la poſition, qu'elle eſt
accompagnée d'un ſentiment de peſan-
teur conſidérable immédiatement après
le repas, & qu'elle augmente même de
volume, &c. on peut, de la collection
de ces ſignes, couclure que la maladie
eſt une Hernie de l'eſtomac.

Cure.

Il s'agit, pour la curation de cette
Hernie, de replacer, comme dans tou-
tes les autres, les parties dans leur ſi-
tuation naturelle, & de les y maintenir.
Le premier point n'eſt pas toujours ſi

facile qu'on le prétend, non par la dif-
ficulté de la réduction en elle-même,
mais par la fensation douloureufe & la
pefanteur infupportable qu'éprouvent
affez fouvent les malades dans cette
opération.

Il fuit de-là, que le fecond point n'eft
pas plus facile que le premier, en ce,
que les malades ne pouvant fouffrir l'ac-
tion continuée de la main, ne foutien-
dront pas mieux celle du bandage. Ces
difpofitions facheufes me donnerent
d'abord des inquiétudes. Un effai heu-
reux les diffipa. Une fille, ennuyée des
digeftions laborieufes & des autres ac-
cidens qui accompagnent cette Hernie,
me pria de lui donner mes foins. Quel-
ques tentatives inutiles m'avoient un
peu découragé ; mais fa conftance & fa
fermeté me raffurerent. Je lui propofai,
la racine de grande confoude & les
feuilles de plantain, pilées enfemble &
arrofées d'un peu d'eau-de-vie ; j'en,

compofai une forte de cataplâme, qu'elle appliquoit pendant la nuit, & contenoit mollement avec une ferviette paffée autour du corps. L'ufage de ce rémede diminua les accidens, au point qu'au bout de quinze jours il me fut poffible de graduer la preffion. La marche de cette curation me fit naître l'idée d'un bandage, qu'elle porta avec tant de fuccès, qu'en trois mois elle fe trouva parfaitement guérie. Elle s'eft mariée depuis, a eu des enfans & fe porte bien

Ce bandage a le méchanifme du tourniquet inventé par le célebre Petit, chirurgien. Il confifte en deux plaques & une vis. La plaque fupérieure eft d'acier. A fon centre fe trouve une ouverture proportionnée au pas & à la groffeur de la vis qu'elle doit recevoir. Cette vis traverfe l'autre plaque à la face interne de laquelle elle eft rivée, de maniere à conferver toujours un mouvement cir-

culaire. Cette derniere plaque est per-
cée d'une infinité de trous, qui don-
nent la facilité de la garnir mollement.

Aux deux parties latérales de cette
plaque sont fixées deux bandes de fer
& d'acier battus à froid & recouvertes,
de toile fine & de chamois : on garnit
la face interne d'une double ceinture
de chamois matelassée de laine , & qui
doit excéder les bandes d'acier. Ces
bandes seront plus minces & plus larges
vers leurs extrémités, qui laisseront pos-
térieurement entr'elles un espace de
six travers de doigts, & on les fixera
par une boucle & une courroie.

On voit que ce bandage a l'avantage
d'être contentif ou compressif ; selon
le besoin. Un autre avantage, c'est
qu'au moyen des bandes d'acier, il n'est
pas susceptible de varier comme avec
les ceintures ordinaires ; ce qui m'a dis-
pensé de me servir du scapulaire.

Un régime exact, la sobriété & le

repos font ici néceffaires. Les alimens
les plus légers & de bon fuc, la boif-
fon aqueufe & vulnéraire, jamais tiéde
& modérément prife, concourront
avec avantage à la guérifon radicale.

CHAPITRE III.

De l'Exomphale, ou Hernie ombilicale.

L'EXOMPHALE, ou Hernie ombili-
cale, eft une tumeur qui fe manifefte
à l'ombilic, ou dans fes environs, par
la fortie de quelques-unes des parties
contenues dans la capacité de l'abdo-
men. L'anatomie, de concert avec l'ex-
périence, nous apprend que les vifceres,
le plus fouvent intéreffés dans ces Her-
nies, font, l'épiploon, l'inteftin jejunum,
& quelquefois l'arc de colon, à caufe
de la compreffion qu'il fouffre de la
part du foie & de la plénitude de l'ef-
tomac. Bohnius a obfervé qu'une partie

du foie formoit quelquefois l'Hernie ombilicale. Ces tumeurs peuvent être très-petites ; elles peuvent devenir très-grosses.

Warner (*a*), Chirurgien Anglois, parle d'une Hernie de cette espece, qui survint à la suite d'une incision faite en cette partie pour évacuer les eaux d'un hydropique. Cette tumeur n'étoit pas sensible à la vue, elle ne le devint que par un gonflement local, une tension des parties voisines, & les autres symptomes de la passion iliaque.

Hildanus (*b*) fait mention d'une femme de Berne, âgée de quarante ans, à qui il survint, à la suite d'une couche, une tumeur de cette espece ; on auroit dit un sac qui sortoit de l'abdomen. Le ventre conservoit encore sa proportion ordinaire. La tumeur, qui ne rentra jamais

______

(*a*) Obser. 22. p. 116.
(*b*) *Responf. ad litter. Doering.* p. 900. *Item.* Cent. 3. Obs. 63. p. 246.

resta dans le même état. Cette femme alloit à la selle couchée sur le dos.

Platerus (a) a aussi vu une femme qui portoit une exomphale si considérable, qu'elle formoit un second ventre; presque tous les intestins passoient dans cette tumeur; de forte que le ventre étoit flasque & comme retiré en-dedans. Cette femme avoit des bandages qui lui prenoient au col pour soutenir sa Hernie.

On voit assez, par les faits que nous venons de rapporter, les progrès immenses que peuvent faire ces tumeurs livrées à elles-mêmes : ces Hernies sont communes aux enfans & aux femmes qui en ont eues; elles font assez rares chez les hommes.

Ces tumeurs prennent différens noms en raison des parties qui les composent. On les nomme *entéromphales*, quand la tumeur ne renferme que l'intestin; *épi-*

____

(a) Plat. Obs. *L.* 3. *p.* 713.

plomphales, fi c'eft l'épiploon ; & enfin
entero-épiplomphales, quand ces parties
s'y trouvent intéreffées.

CAUSES.

La mauvaife conformation de cette
partie en eft une caufe. Il naît des en-
fans avec ces infirmités ; on en lit des
exemples dans les opufcules pathologi-
ques de M. Haller. D'autrefois ils naif-
fent avec un excédent, ou un défaut de
tégumens, au nombril. Nous ne con-
venons pas, avec quelques Auteurs,
que la ligature du cordon ombilical faite
trop loin du ventre, foit une caufe de ces
Hernies. L'Anatomie ne permet pas mê-
me de le fuppofer. Mais les pleurs, les
cris continuels, & peut-être l'application
mal raifonnée des bandes dans lefquel-
les on met impitoyablement les enfans
à la torture, font, fur-tout dans les pre-
miers temps, capables de déterminer
l'impulfion des vifceres vers ces en-
droits foibles, d'y occafionner des Her

nies, & d'en accélérer le progrès. Quoique ce mal foit affez rare chez les hommes, ils ne doivent pas s'en croire exempts. Les compreffions, les efforts fur l'abdomen, les coups, les chutes, la tenfion exceffive du ventre dans l'hydropifie, &c. ne laiffent pas de les y expofer, pour peu qu'il s'y joigne quelqu'autre caufe interne : il eft aifé de conclure que les femmes, à caufe des groffeffes & des accouchemens, doivent y être plus fujettes encore.

Diagnoftic.

Quand on apperçoit à l'ombilic une tumeur qui rentre & fort fucceffivement, ou qui, tout au moins, étoit dans ce cas auparavent, on peut regarder cette maladie comme une exomphale.

Les fens & la raifon font jüger des parties que renferme la tumeur. Si c'eft le boyau feul, on trouve au toucher plus de flexibilité & de reffort, & il rentre toujours

jours avec une forte de gargouillement; l'épiploon, au contraire, est pâteux, mollasse, & rentre sans bruit.

Enfin, si l'on trouve la tumeur pâteuse dans certains points, & plus élastique dans d'autres, il sera facile de reconnoître, à la réunion de ces signes, que l'épiploon & l'intestin se trouvent engagés de concert. Un symptome un peu plus familier à ce genre d'Hernies qu'aux autres, c'est une colique vague, qui incommode les malades lorsqu'ils font debout, & encore plus après le repas. Cet accident est plus gênant que redoutable.

Différences.

Les Hernies de l'ombilic différent entr'elles, 1.° par leur situation, 2.° par leur volume, 3.° par les parties dont elles font formées. 4.° Enfin, elles different des tumeurs qui ont un siege commun avec elles, &c.

K

1.º Par leur situation. Elles arrivent au nombril, ou dans quelques points de sa circonférence.

2.º Par leur volume. Il en est de très-grosses, de moyennes & de petites.

3.º Par les parties qui les forment. Les unes sont simples, c'est-à-dire, qu'elles ne renferment qu'une partie, telle que l'intestin ou l'épiploon : d'autres sont composées & contiennent, non-seulement l'intestin & l'épiploon ensemble, mais encore l'estomac, le foie, la rate & tous les intestins, comme le célebre Haller en rapporte un exemple, d'un fœtus de sept mois, dans l'ouvrage & à l'endroit ci-devant cité. On lit aussi dans une these de Friedius, soutenue à Strasbourg en 1760, plusieurs observations de fœtus, dont les intestins sortoient nuds hors de l'abdomen. On se persuade facilement que ces Hernies sont mortelles. Le célebre

Boheraave en vit une assez singuliere pour mériter place ici (*a*). Un enfant, lors de sa naissance, n'avoit pas l'ombilic exactement clos. Il lui survint en cet endroit une tumeur considérable, enveloppée dans une poche si fine & si transparente, qu'on appercevoit aussi distinctement qu'à travers une bouteille de verre le mouvement péristaltique des intestins qu'elle contenoit. La présence des vents, dans quelque portion des intestins, y produisoit un gonflement qui étoit suivi de l'affaissement, si-tôt qu'ils passoient par bas. Les adultes, les femmes sur-tout, ne sont pas à l'abri de ces Hernies énormes, qu'on peut mettre au rang des véritables éventrations. J'en ai vu d'assez considérables pour être fondé à croire que la plûpart des visceres de l'abdomen y participoient.

____

(*a*) *De morb. nervor. pag.* 176.

4.º Elles different des tumeurs qui ont un siége commun avec elles.

1.º De la pneumatomphale, en ce que cette tumeur étant comprimée se dissipe & reparoît aussi-tôt avec sifflement dans quelque situation que soit le malade.

L'Hernie, je parle de l'entéromphale, fait un gargouillement en rentrant dans le ventre, & non en sortant. De plus, quand le malade est couché sur le dos, la tumeur, une fois réduite, ne sort pas, quelque légere que soit la compression ; au lieu qu'elle n'empêcheroit pas les vents de ressortir.

2.º De la sarcomphale, qui est une tumeur charnue de l'ombilic, dure, rénitente au toucher, & qui ne rentre jamais. L'Hernie, au contraire, a moins de consistance & rentre, ou a rentré dans le commencement.

3.º De l'hydromphale, en ce que l'on sent dans cette tumeur, qui contient de l'eau, une fluctuation manifeste. Les tégumens, quand elle est considérable, font plus minces & ont de la transparence ; ce qui n'est pas dans l'Hernie.

4.º De la varicomphale, en ce que cette tumeur, formée par la présence du sang qui circule dans les vaisseaux de l'ombilic non obliterés, contre leur ordinaire, a, comme la tumeur aqueuse, une fluctuation, mais plus obscure. Quand elle est petite elle rentre insensiblement par la pression simple : il n'en est pas de même quand elle est ancienne & plus grosse. Cette tumeur differe encore par la consistance de l'Hernie. Au reste, l'erreur ne seroit pas dangereuse, quand on confondroit l'Hernie avec cette tumeur, notamment dans les premiers temps, & lorsqu'on ne tenteroit d'autre secours que les bandanges, puisque la méthode curative doit être exactement la même.

Prognostic.

L'entéromphale est plus dangereuse & plus susceptible d'étranglement que l'épiplomphale.

Les nouvelles, toutes choses égales, sont plus aisées à guérir que les anciennes. Celles qui sont accompagnées de la rupture du péritoine, sont incurables. Il est inutile, & même dangereux, de tenter la cure des éventrations, à cause de la compression que causeroit la rentrée des visceres sur les gros vaisseaux, &c. Plus ces tumeurs sont considérables, moins elles sont sujettes a l'étranglement; elles sont en général plus fâcheuses, & plus incommodes que dangereuses. Benivenius (*a*) a vu une de ces Hernies qui pendoit jusqu'entre les cuisses à un femme, qui vieillit avec

---

(*a*) Chap. 5 pag. 144.

cette infirmité. Le célebre Boheraave *(a)*
vit à une femme une grande quantité
d'inteſtins ſortis de l'abdomen , & for-
mer une maſſe énorme , qui augmen-
toit encore beaucoup pendant la groſ-
feſſe : cette femme vécut cependant bien
des années ſans qu'elle éprouvât d'autre
incommodité que la perte du centre de
gravité. Ces exemples , ſi propres à raſ-
ſurer les malades , ne doivent pas les
rendre indolens ſur leur état: car, ajoute
ce grand homme , j'ai vu mille fois une
petite partie des inteſtins incarcérée dans
ces Hernies , occaſionner des douleurs
cruelles , le vomiſſement, le hocquet ,
& bientôt après la mort.

De toutes les Hernies, celle-ci eſt une
de celles où l'étranglement eſt moins
ordinaire : mais quand il arrive, le pro-
grès des accidens eſt très-rapide , & de-
mande la célérité des ſecours de l'art.

(a) De morb. nerv. pag. 177.

Curation.

Quand ces Hernies font volumineu-
fes, & qu'elles reftent forties depuis
long-temps, il n'y a d'autre moyen que
de pallier les maux, en empêchant
l'accroiffement de la tumeur par le ban-
dage fufpenfoire. Il ne feroit pas pru-
dent, par les raifons que nous en venons
de donner, de penfer à la réduction.
Dans les cas où elle fera utile, on y pro-
cédera de cette maniere :

On fera coucher les malades fur le dos,
la poitrine inclinée, les genoux fléchis,
ainfi que les cuiffes, les os des îles fou-
tenus latéralement, le centre du baffin
un peu élevé pour mettre les mufcles
du bas-ventre, & fpécialement les muf-
cles droits, dans un état de relàche-
ment. On embraffe enfuite la tumeur
avec les doigts, & l'on pouffe, par des
mouvemens ménagés dans une direc-

tion

tion perpendiculaire, de maniere à faire rentrer en détail les parties sorties. On peut même favoriser cette manœuvre par des compressions sur les parties latérales du bas-ventre. Saviard (a) conseille, pour la guérison radicale de cette maladie, de faire, après la réduction des parties, la ligature de la portion ombilicale excédente. Il rapporte quelques succès de cette méthode sur de jeunes sujets. Cette pratique étoit celle de quelques Anciens, & de Celse en particulier. Il la décrit, *liv.* VII, *chap.* 17; mais comme les moyens les plus doux méritent toujours la préférence, & que d'ailleurs cette ligature n'est pas sans danger ; j'estime qu'il est plus sûr de s'en tenir à l'application du bandage, qui opere sûrement & sans douleur des guérisons assez fréquentes dans les enfans. Pour en accélérer le succès, on peut

---

(a) Obs. 9, pag. 45.

y joindre avec avantage les remedes internes & externes que nous avons proposés dans la cure des Hernies en général.

Il y a plusieurs bandages connus pour l'exomphale ; nous allons en décrire quelques-uns, en passant des simples aux composés.

Le bandage qu'on appelle *simple*, consiste dans une plaque garnie de laine ou de coton, & proportionnée au volume de l'Hernie ; on y ajoute une ceinture composée d'une bande de cuir, doublée d'une lisiere de fin drap, ou d'une bande de toile neuve, & garnie de même que la pelotte. Cette ceinture est terminée par une courroie percée de plusieurs trous, destinés à recevoir un crochet rivé sur la plaque. Une boucle remplit également les mêmes vues.

Pour empêcher la ceinture de se rouler, on y met transversalement d'espace en espace entre la bande de cuir & celle de drap ou de toile, de petites bandes d'acier semblables à celles du ressort des montres.

A l'égard de la pelotte, la forme qu'on lui donne tend le plus souvent à dilater l'ouverture que l'on veut fermer. Il n'y a d'autre moyen d'éviter cet accident, qu'en pratiquant un bouton mollet & circonscript, toujours plus large que l'ouverture de l'Hernie, & qui, dans les différentes attitudes, ne fasse pas de violence aux fibres musculaires ou aponévrotiques, qui font le seul point d'appui de cette partie.

C'est aussi pour cette raison que le bandage à ressort en spiral ou à boudin, peut être infidele & même nuisible dans certains cas. Son défaut ne gît pas tant dans son ressort que dans son application immédiate fur l'ouverture qu'il dilate en s'y introduisant. Si ce ressort fe trouvoit entre deux plaques, il pourroit avoir des avantages distin-

gués, & feroit prefque toujours préfé-
rable au bandage fimple ordinaire, en
ce que fa compreffion feroit plus exacte,
auffi facile & moins fujette à la dilata-
tion qu'on lui reproche.

Pour cet effet il faut l'exécuter de la
maniere fuivante :

La premiere piece du bandage eft
une plaque d'acier; la feconde eft un ref-
fort en fpiral, dont le premier circulaire
eft fixé fur cette plaque. Ce reffort doit
être d'acier trempé, plus ou moins élaf-
tique en raifon de la force impulfive
des parties échappées. La troifieme par-
tie eft une autre plaque de liége d'une
étendue & d'une forme convenable ;
c'eft fur cette plaque que s'attache le
dernier circulaire du reffort. La cein-
ture eft la même du bandage précédent.

Il faut fe garder de donner aux pla-
ques une figure quadrangulaire, tou-
jours inutile & fouvent dangereufe. J'en
ai vu réfulter des Hernies ventrales aux

endroits où ces angles avoient été adap-
tés.

Dans les personnes maigres, j'ai réussi
à empêcher la pelotte de varier, en lui
donnant la configuration d'une gourde
ou calebasse applatie, à angles très-ob-
tus ; de maniere que la partie supérieure
se fixe par une ceinture, & l'inférieure
par une autre.

Les personnes grasses, & qui ont le
ventre éminent, se plaignent souvent de
cette variation de plaque. C'est un in-
convénient qu'on évite par une ou plu-
sieurs ceintures disposées en fourchettes.
On emploie encore, dans les mê-
mes vues, tantôt les sous-cuisses, &
tantôt le scapulaire : mais ces ressources,
incommodes & disgracieuses, spéciale-
ment pour les femmes, sont les dernie-
res auxquelles on doive avoir recours.

S'il y avoit circulairement des adhé-
rences, il faudroit faire des cavités cir-
culaires à la pelotte, tandis que l'on feroit

au centre des éminences pour retenir les
parties : & en raison inverfe, fi le vice
contraire fe rencontre. En un mot, on
varie felon les différentes indications que
préfente la maladie.

La groffeffe, l'hydropifie, l'afthme
& quelques autres états naturels & con-
tre-nature, où la compreffion portée
à certain dégré eft douloureufe, s'op-
pofent fouvent au fuccès & même à
l'application des bandages ordinaires.
Ces cas difficiles font, quoi qu'on en
dife, le triomphe du bandage de M.
Suret. L'accufation qu'on lui intente de
fe déplacer & de laiffer échapper les par-
ties, appartient moins au bandage qu'à
l'artifte. Jamais les parties ne feront con-
tenues, que la puiffance mife en oppofi-
tion, ne furpaffe de quelques dégrés
leur impulfion. Si l'on veut obtenir de
ce bandage l'effet défiré, il ne s'agit que
de favoir proportionner la force du ref-
fort. Par-là, le bandage fe trouvera

vengé, & les accufateurs détrompés. Je parle d'après mon expérience : mais pour la pleine & entiere juftification de l'auteur, il ne faut qu'expofer ce qu'il en dit dans les mémoires de l'Académie de Chirurgie (a). « Les perfonnes in-
» commodées d'exomphale, dit-il, &
» dont les mufcles du bas ventre ont
» peu de reffort, trouvent dans les ban-
» dages ordinaires les fecours dont ils
» ont befoin pour maintenir leur Her-
» nie réduite. Il n'en eft pas de même
» pour celles qui ont ces mufcles capa-
» bles d'une puiffante contraction ; il
» s'eft trouvé de ces cas où les bandages
» les plus accrédités n'ont pu réuffir.

» Un homme de l'art avoit une exom-
» phale dont le volume n'excédoit pas
» celui d'une groffe noix, & dont les
» parties rentroient facilement. Il me

(a) Tom. 5. *in-12.* pag. 365.

L 4

» fit voir plusieurs bandages construits
» de différentes manieres, desquels il
» n'avoit reçu aucun bénéfice, quoiqu'il
» les eût vu tous reussir à plusieurs de ses
» malades.

» Cette singularité piqua ma curio-
» sité ; j'examinai en conséquence d'où
» pouvoit venir la cause du peu de suc-
» cès de toutes ces machines. Je ne pus
» la découvrir dans les machines mêmes :
» mais en examinant le ventre, j'ap-
» perçus que lorsqu'il étoit assis, son
» ventre étoit beaucoup plus gros &
» plus tendu que lorsqu'il étoit debout,
» couché, ou dans toute autre situation.

» Je pensai pour lors que si la pelotte
» qui doit s'opposer à la sortie des par-
» ties, étoit maintenue en place par le
» moyen d'une ceinture qui pût s'al-
» longer ou se raccourcir d'elle-même,
» en se prétant aux différens dégrés de
» tension & d'affaissement dont son ven-
» tre étoit susceptible à chaque instant,

» je pourrois empêcher que les parties
» ne reſſortent.

» Je travaillai donc à trouver un
» moyen pour cela, tel, que rempliſſant
» mon deſſein, il n'occaſionnât aucune
» douleur ; & j'eus la ſatisfaction d'y
» réuſſir.

» J'imaginai & je fis conſtruire un
» bandage, compoſé de même que tous
» ceux à l'exomphale, de deux parties
» principales ; ſavoir, d'une piece ſolide
» qui fait l'office de pelotte, & d'une
» ceinture flexible qui la retient en
» place. La piece ſolide eſt une lame
» d'acier écroui entre l'enclume & le
» marteau. Elle a ſept pouces de long
» ſur trois de large dans ſon milieu, le-
» quel, après ſa rondeur, va en dimi-
» nuant juſqu'à ſes extrémités, qui ont
» quinze lignes de largeur ; le milieu,
» ou ce qui forme le rond de la plaque,
» eſt embouti, ſuivant l'expreſſion des
» ouvriers ; c'eſt-à-dire, qu'une ſurface eſt

» convexe pendant que son opposée est
» concave ; celle-ci est en dehors : les ex-
» trémités de la plaque sont faites en gout-
» tieres pour loger deux petites courroies
» dont nous parlerons dans un moment.

» Jusques-là on sent que la partie
» bombée de cette piece doit servir de
» pelotte herniere ; mais on ne sait pas
» ce que la cavité, qui lui est opposée,
» reçoit ; j'y ai logé un moteur qui rend
» la ceinture plus ou moins longue,
» sans qu'elle perde rien de sa puissance
» dans aucune des situations que puisse
» prendre le malade.

» Ce moteur est composé d'un tam-
» bour ou barillet, au milieu duquel il
» il y a un arbre, sur lequel le ressort spi-
» ral, est accroché par une de ses ex-
» trêmités, & par l'autre au-dedans du
» barillet. Ce barillet est entre deux pla-
» tines, lesquelles sont traversées par
» l'arbre, & soutenu par quatre piliers
» qui enferment la cage. Quatre rou-

» leaux bordés par leurs extrêmités,
» font l'office de poulie, qui dirige les
» cordelettes. Celles-ci font attachées
» par un bout au barillet, & par l'autre
» aux petites courroies, que nous avons
» dit être logées dans les gouttieres de
» la plaque. Au-deſſus d'une des deux
» platines, il y a un encliquetage engagé
» dans l'extrémité de l'arbre la plus ſail-
» lante. Cet encliquetage eſt compoſé
» d'une roue en rochet, d'un cliquet
» & de ſon reſſort.

» C'eſt par le moyen d'une clef à
» carlet que l'on bande le reſſort ſpiral,
» en tournant plus ou moins l'arbre du
» barillet, ſuivant le dégré de force
» dont on peut avoir beſoin pour con-
» trebalancer les efforts des muſcles du
» bas-ventre, ſur-tout lorſque le malade
» eſt aſſis ; le tout eſt recouvert de cha-
» mois.

» La ſeconde piece principale de ce
» bandage eſt une ceinture de chamois,

» en double, & garnie entre deux, aux
» bouts de laquelle font placées à de-
» meure une bouche de chaque côté,
» deftinées à recevoir les deux mor-
» ceaux de cuir que nous avons dit être
» logés dans les gouttieres des branches
» de la pelotte. Ces courroies font per-
» cées de plufieurs petits trous, à tra-
» vers lefquels paffent les ardillons des
» boucles pour ferrer plus ou moins la
» ceinture.

» Moyennant cette conftruction, ce
» bandage étant convenablement appli-
» qué fur la dilatation ou rupture de
» l'anneau ombilical, il fuit toutes les
» fituations différentes du ventre don-
» nées par les mufcles, fans quitter fa
» place & fans géner le malade, puifque
» la ceinture n'incommode pas plus le
» malade que s'il n'y en avoit pas.

» L'on voit que le fond de cette mé-
» chanique dépend d'une petite machine
» faite fur les principes de l'horlogerie,

» & appliquée au bandage : j'ai encore
» fait l'application de cette méchanique
» à un autre bandage propre à mainte-
» nir le rectum relaché, fur-tout par des
» paquets d'hémorroïdes ; ce qui a par-
» faitement réuffi.

CHAPITRE IV.

Hernies ventrales.

ON appelle *Hernies ventrales*, tou-
tes celles qui fe manifeftent fur les par-
ties latérales du ventre & fur la ligne
blanche depuis un travers de doigt au-
deffus de l'ombilic jufqu'au pubis.

De ces Hernies, les unes fe font par
la fection, d'autres par la dilatation du
péritoine. Les plus communes font celles
qui fe manifeftent dans l'interftice de la
ligne blanche & des mufcles droits, ou
à leurs portions aponévrotiques. Elles
font plus rares dans les fibres charnues.

Une chose digne de remarque, c'est que quelquefois (a) on a vu l'Hernie ventrale survenue au-dessus des anneaux par le relâchement de l'aponévrose des muscles, descendre jusques dans les bourses, comme celles de l'aîne : mais ce fait n'est pas neuf, quoique rare. M. Mery (b) a vu une de ces Hernies tomber dans le scrotum ; elle étoit formée par la laxité & le prolongement des aponévroses des muscles oblique externe, oblique interne & transverse, suivis du péritoine : dans cette poche, avoient passé presque tous les intestins-gr les.

Souvent ces tumeurs sont si petites, que malgré les accidens de l'étranglement, on a peine à les appercevoir. D'autrefois aussi elles deviennent très-considérables. Après l'accouchement surtout, s'il se glisse dans l'intervalle de la

____

(a) Lachausse, *Diss. de Hern. ventral.*
(b) Mém. de l'Acad. des Scien. ann. 1701; pag. 289.

ligne blanche & de muscles droits quel-
ques portions des visceres, la pente fa-
vorise bientôt les progrès du mal, qui
augmente de jour en jour, quand on ne
s'y oppose pas de bonne heure. Quel-
quefois les parties sorties parviennent
à former un second ventre qui descend
au milieu des cuisses, & même plus
bas *(a)*.

Qui croiroit que la matrice & le fœtus
qu'elle contient, peut former Hernie?
C'est cependant, assure le célebre Ruisch
(b), ce que j'ai vu : mais ce qu'il y a de
plus remarquable, c'est que la femme
accoucha heureusement à terme par les
voies naturelles, quoique cette Hernie
tombât jusqu'aux genoux.

Un exemple aussi frappant, est celui
dont parle Baverus *(c)* : toute l'étendue

(a) Mém. de l'Acad. Royale de Chir. *tom.* 1.
pag. 341. *édit. in-*12.
(b) Decas 2. *pag.* 23. *adverf. Anatom.*
(c) Baverus. *Acta Phisico-Med.* vol. 11. *obs.*
24. *pag.* 4.

de l'abdomen, depuis le cartilage xiphoï-
de jufqu'au pubis, avoit fouffert une telle
diftenfion, qu'elle ne formoit qu'un fac
pendant jufqu'aux genoux, à travers du-
quel on pouvoit diftinguer le conflit des
vents.

J'ai obfervé au-deffus de l'os des îles,
& au défaut des fauffes-côtes, du côté
droit, une tumeur dont la bafe étoit
fort évafée, & qui rentroit par la pref-
fion, & tomboit, par fon propre poids,
auffi-tôt qu'elle étoit abandonnée à elle-
même. Il me femble que cette tumeur
étoit une Hernie du foie.

La veffie elle-même peut former Her-
nie au bas-ventre. M. le Dran (*a*) fut
mandé pour un homme âgé de 40 ans,
réduit à l'extrémité à l'occafion d'une
rétention d'urine qui avoit été précédée
de plufieurs autres. Outre la tumeur que

____

(*a*) Mém. de l'Acad. de Chir. *tom.* 5. in-12.
pag. 45 & 46.

la veſſie gorgée d'urine , formoit au-
deſſus du pubis, il y en avoit une ſe-
conde à côté du muſcle droit , & un peu
plus élevée que la premiere , laquelle
cédoit facilement au toucher. La pre-
miere tumeur fut vuidée par la ſeconde ,
& la ſeconde ne céda qu'à la preſſion ,
qui détermina de nouveau le cours des
urines. M. le Dran , qui ne put ouvrir
le cadavre , après la mort du malade ,
conjecture que la ſeconde tumeur étoit
une poche formée par l'urine amaſſée
dans la tunique nerveuſe de la veſſie ,
qui avoit été pouſſée peu-à-peu dans
l'intervalle que les fibres de la tunique
charnue laiſſoient entr'elles. Cette po-
che , ajoute ce célébre Chirurgien , n'a-
voit de difficulté à ſe vuider que par le
reſſerrement de ces mêmes fibres char-
nues , qui formoient une eſpece d'an-
neau autour de la poche dans ſon union
avec la veſſie.

M

CAUSES.

Aux caufes générales nous ajouterons la leucophlegmatie, & plus encore le virus fcorbutique, qui détruit la cohérence des fibres mufculaires entr'elles. L'écartement des mufcles droits de la ligne blanche dans la groffeffe ou l'hydropifie, l'affoibliffement ou le relâchement des aponévrofes, la refpiration gênée ou retenue, les inftrumens à vent, les plaies pénétrantes, les abcès, les dépôts, font toutes caufes capables de former feules des Hernies. Elles feront accélérées par les coups, les chûtes, les fufpenfions par les bras, certaines extenfions forcées, l'élévation & le tranfport de quelque fardeau, les points d'appui répétés fur certains endroits du ventre, les renverfemens en arriere, &c,

Diagnostic.

Cette tumeur se connoît par la facilité qu'elle a ou qu'elle a eu de rentrer & de fortir fucceffivement, foit par la pofition, foit par le *taxis*; l'épiploon ou l'inteftin feul, ou tous les deux enfemble, peuvent participer à la tumeur. Si c'eft l'épiploon, la tumeur pâteufe, mollaffe rentre avec moins de facilité, fans bruit. Si c'eft l'inteftin, elle eft plus élaftique, rentre avec un gargouillement & plus de facilité. Enfin de la réunion de l'un & de l'autre vifcere dans la tumeur, s'enfuit le mélange des fignes établis ci-deffus.

Si le foie ou la rate font contenus dans la tumeur, la réfiftance eft plus forte, la confiftance plus folide. On diftingue aifément par le tact fi la tumeur eft interne, ou fi elle a fon fiege dans les tégumens.

L'eftomac engagé dans la Hernie, rend

la tumeur plus confidérable après le repas, & donne des coliques fréquentes.

La préfence de la veffie n'eft pas équivoque, lorfque, 1.° la tumeur offre une ondulation manifefte ; 2.° que la fonde ou la compreffion fur la tumeur fait dégorger l'urine par fon propre canal ; 3.° que la tumeur s'affaiffe pour reparoître bientôt après une nouvelle collection de liquide urinaire. De la privation de cet écoulement s'enfuivent les accidens les plus graves, tels que la tenfion de l'abdomen, l'inflammation, la fiévre, les épreintes, les vomiffemens, les hocquets, &c.

Différences.

Ces tumeurs different entr'elles par leur volume. 1.° On a vu, par ce qui précéde, qu'il y en a de très-petites, & qu'elles peuvent devenir énormes.

2.° Par leur fimplicité, leur compofition & leur complication. Si l'épiploon feul ou l'inteftin forme la tumeur

elle eſt ſimple ; ſi tous les deux s'y réuniſ-
ſent, elle eſt compoſée ; & compliquée,
lorſque l'adhérence ou quelqu'autre ac-
cident y ſurvient.

3.º Par les endroits où elles ſe rencon-
trent, ces endroits ſont indiſtinctement
l'étendue du bas-ventre, que nous avons
déſignée au commencement de ce cha-
pitre.

Prognoſtic.

On peut dire en général que ces Her-
nies ſont fâcheuſes : les petites ſont ſu-
jettes à ſe manifeſter tout-à-coup par les
ſymptomes de l'étranglement. Les groſ-
ſes ſont fort incommodes : elles cauſent
des tiraillemens d'eſtomac, de mauvaiſes
digeſtions, des peſanteurs, des dégoûts,
des vomiſſemens même, des coliques
habituelles, & beaucoup de vents. Telle
eſt l'iliade des maux qui menacent ou
qui affligent ces malheureux herniſtes.
La conſolation qui leur reſte, c'eſt que

dans ces grosses Hernies l'étranglement
est plus rare, à la vérité, mais il est pres-
que infailliblement mortel lorsqu'il ar-
rive. Ce qu'il y a de certain, c'est que
celles de ces Hernies qui sont faites par
la solution de continuité du péritoine,
celles qui ont contracté des adhérences,
comme celles qui sont très-volumineuses,
celles enfin qui sont formées par l'écar-
tement des fibres charnues, ne guérif-
fent presque jamais, & les malades n'ont
d'autre ressource que le bandage, qu'ils
doivent constamment porter toute leur
vie. La vieillesse est encore un puissant
obstacle à la guérison de ces infirmités ;
elles en sont même les tristes & fideles
compagnes.

Cure.

La réduction est ici la même que celle
de l'exomphale : avec cette différence,
que l'on fait coucher le malade sur le
côté opposé à la maladie.

Quant au fecond moyen curatif, on l'obtient des bandages & des médica-mens.

Les bandages pour ces Hernies font les mêmes que pour celles de l'ombilic ; leur forme eft ronde, ovale, oblongue, ou quarrée. Cette derniere figure a des inconvéniens confidérables , comme d'affaiffer par fes angles le tiffu graif-feux plus que le corps de la plaque, & de pénétrer entre les fibres mufculaires.

Les petites Hernies, que l'on peut ré-duire & contenir, peuvent fe guérir par le bandage fimple, & les autres remedes décrits au chapitre précédent.

Des deux moyens de guérifon dont nous venons de parler, le premier n'eft pas toujours praticable, lors même qu'il eft poffible. Dans les Hernies volumi-neufes qui reftent forties depuis long-temps, on a des exemples funeftes de ces tentatives & de leurs fuccès. Il ne faut pas douter que la répulfion d'un

paquet immenfe de vifceres dans la ca-
vité, ne doive caufer & ne caufe pref-
que toujours dans l'économie animale
une révolution fubite & mortelle. Ces
parties fe font faites, à la longue, une de-
meure étrangere ; pour les en chaffer, il
faut fuivre la même marche & difpofer
infenfiblement la premiere habitation à
les recevoir. Mais comment y réuffir ?
Je ne fais qu'un moyen : c'eft de faire
rentrer une portion, puis une autre fuc-
ceffivement, & à différentes reprifes
éloignées. Un bandage fufpenfoir con-
tient & borne de plus en plus les parties
à mefure qu'il en rentre. Quand tout,
ou la plus grande partie, eft rentrée, fi
l'on ne peut obtenir la réduction com-
plette, on paffe à l'ufage d'un bandage
propre à loger le refte de la tumeur. Si
l'on prévoit cette manœuvre impoffible,
il ne refte de reffource que dans le ban-
dage fufpenfoir, ou quelquefois dans
une ventriere, c'eft-à-dire, un bandage
qui

qui enveloppe tout le bas‑ventre, ou
tout un côté du ventre.

Quoiqu'une Hernie ait contracté des
adhérences, il n'en faut pas moins tenter
la réduction, mais mollement & fans
effort : parce que fi l'on obtient au moins
le retour de la plus grande partie, alors
on applique un bandage, à la plaque du‑
quel feront pratiquées des éminences &
des cavités propres à loger les différentes
inégalités de la tumeur.

CHAPITRE V.

Hernies de l'aîne ou Bubonocelle.

Lorsque quelques‑unes des parties
contenues dans la capacité du bas‑ventre
s'échappent par les ouvertures des muf‑
cles obliques & forment une tumeur dans
l'aîne, on l'appelle *Hernie inguinale* ou
bubonocelle. Elle est commune aux deux
fexes ; mais bien plus particuliere aux
hommes pour des raifons tirées de la

conformation des parties; de-forte que
de cent hommes qui ont des Defcentes,
il s'en rencontre quatre-vingt-dix d'in-
guinales. Il n'eft pas rare d'en avoir deux
à la fois, une à chaque aîne; &, ce qui
n'eft pas fans exemple, deux du même
côté, une inguinale & l'autre crurale.
J'ai même vu une femme en avoir une
inguinale, une ombilicale, plufieurs
ventrales, & une chûte de matrice.

On a divifé ces Hernies en incomplet-
tes & en complettes.

Lorfqu'elles ne paffent pas le pli de
l'aîne, on les regarde comme incomplet-
tes, & elles confervent le nom de *bubo-
nocelle.*

On nomme *ofcheocelles* ou *complet-
tes (a)* celles qui defcendent jufques dans

____

(*a*) Il femble que la divifion feroit plus exa-
&te, en appellant complettes les Hernies dans
lefquelles tout le calibre inteftinal eft inté-
reffé, & incomplettes lorfqu'il n'eft que pincé
dans un feul point.

les bourfes aux hommes : celles qui tombent dans les grandes lévres aux femmes font confidérées comme des inguinales complettes ; elles n'ont pas d'autre nom particulier , parce que cette efpece de Hernie des femmes étoit inconnue aux anciens. Il n'y a méme pas encore un fiecle que l'on mettoit en queftion fon exiftence. Elles peuvent devenir complettes d'une autre maniere. Chez les femmes, j'ai obfervé plufieurs fois que ces Hernies defcendoient le long de la cuiffe vis-à-vis les grandes lévres.

Les Hernies de l'aîne ont encore reçu des dénominations particulieres, relativement aux parties qui les compofent.

L'Hernie de l'inteftin feul fe nomme *enterocelle* ; celle d'épiploon, *épiplocelle* ; celle de veffie, *cyftocelle.* Nous pourrions multiplier les noms ou les rendre plus compofés , en raifon des autres parties qui peuvent y étre intéreffées ; mais nous nous bornons à ceux-ci, parce que ces especes font les plus ordinaires.

Les inteftins qui s'engagent le plus communément font, de l'aveu de tous les obfervateurs, l'iléon & le colon ; on a auffi remarqué que dans certains fujets le colon avoit plufieurs appendices femblables à celle du cœcum, lefquelles pouvoient former Hernie *(a)*. Ces appendices peuvent dépendre d'un vice de conformation primitive, puifque M. Suë conferve une portion d'inteftin qui en porte plufieurs. M. Gunzius *(b)* en conferve une à peu près femblable. Il eft poffible auffi que l'inteftin pincé dans l'anneau, s'y allonge peu-à-peu & forme dans la fuite une forte de tuyau ou cul-de-fac analogue à la branche qui fort d'un tronc. Ce qui paroît étayer cette conje-

---

(a) On en a vu de pareilles à l'iléon. Ruifch. *thef. Anat.* VII. *num.* XV. *not. 3. ibid, tab.* IV. *fig.* 2 & 3. *& catalog rarior. pag. m.* 63. *fig.* 3.

(b) Obferv. de Herniis, pag. 6. Prefque toutes ces appendices étoient à l'iléon.

ture, c'est que M. Littre (*a*) a trouvé
l'intestin plus mince à l'endroit qui don-
ne cette production. La raison, ce semble,
en est que cet allongement se fait aux dé-
pens de l'épaisseur du calibre intestinal.

La membrane qui flotte sur les intes-
tins, je veux parler de l'épiploon, est
aussi fort sujette aux Hernies: mais le
plus souvent du côté gauche, en ce
qu'elle descend plus bas de ce côté. Ces
parties ne font pas seules susceptibles
d'un tel déplacement: les testicules, la
matrice & les ovaires, la vessie, la plu-
part des autres intestins, la rate & l'es-
tomac même peuvent y concourir.

M. Mery (*b*) dit avoir vu ce dernier
viscere tellement tiraillé par un paquet
intestinal formant Hernie, qu'au lieu de
décrire une ligne courbe au travers de la
partie supérieure du ventre, il en décri-

____

(*a*) Mem. de l'Acad. des Sciences, *année*
1700. *pag.* 421. & 434.
(*b*) Mém. de l'Acad. des Sciences, *année*
1701. *pag.* 289.

N 3

voit une droite, en tombant perpendi-
culairement du diaphragme dans la par-
tie inférieure de cette cavité.

M. Suë, M^e en Chirurgie, profef-
feur & démonftrateur en Anatomie aux
écoles de Chirurgie de Paris, l'a vu def-
cendre dans un cadavre jufqu'à la crête
de l'os des îles ; & dans un autre fujet, il
l'a vu engagé dans l'aîne avec l'inteftin.

Dans une femme morte de fluxion de
poitrine, qui faifoit le fujet de ma dif-
fection, j'ai obfervé que la rate defcen-
doit jufques dans le petit baffin ; & cela
n'a rien de merveilleux, fi l'on fe rap-
pelle que Ruifch (*a*) a vu, à l'ouverture
du cadavre d'une vieille femme, ce vif-
cere former dans l'aîne une tumeur que
l'on avoit crue produite par un placenta
laiffé dans la matrice.

Sennert (*b*) &, d'après lui, Doërin-

____

(*a*) Ruifch, *Adver. Anat. de caf.* 11. p. 23.
(*b*) *Inftit. Med.* l. 2. par. 2. chap. 9. &
prat. 1. 4. p. 1. fec. 2. chap. 17.
Doëring. *apud* Hildan. pag. 893.

gius, rapportent que la femme d'un ton-
nelier, aidant son mari à courber une
perche, une des extrémités vint la frap-
per dans l'aine droite. Ce coup fut bien-
tôt suivi d'une tumeur, qui, dans l'es-
pace de quelques mois, parvint à un
énorme volume. On ne tarda pas à s'ap-
percevoir que c'étoit un enfant qu'elle
contenoit ; &, au terme ordinaire, on
fit à cette femme l'opération césarienne,
qui sauva la vie à l'enfant, & occasionna
la mort de la mere par une gangrene qui
survint à la plaie.

Il y a des exemples répétés de testicu-
les restés dans le ventre, ou arrêtés aux
anneaux jusqu'à l'âge de puberté, &
même toute la vie. D'après Ruland &
Rioland, Bartholin (*a*), Haller (*b*), &
plusieurs autres observateurs célébres,
en font foi.

J'ai eu occasion d'en voir plusieurs

______

(*a*) Barthol. *Anat. refor.* pag. 135.
(*b*) Haller. *Opuscul. path.* pag. 65 hist. 3.

dans ce cas, entr'autres un homme de vingt ans & l'autre de quarante, dont les deux testicules se présentoient aux aines. Il est rare que d'autres parties s'engagent avec les testicules. Cependant (*a*) M. Mery fit l'opération du bubonocelle à un jeune homme de dix-huit à vingt ans; le sac ouvert, on trouva le testicule arrêté dans l'anneau avec une portion intestinale étranglée.

Paré (*b*) guérit un enfant qui portoit un testicule dans l'aîne, en lui ordonnant de danser & de sauter, & après avoir fait supprimer un bandage & un emplâtre que l'on avoit imprudemment appliqués sur cette tumeur. La même imprudence a quelquefois encore ses exemples de nos jours; & j'ai plus d'une fois été assez heureux pour y soustraire quelques victimes. Cet examen devient d'une importance

----

(*a*) Tom. 1. obs. 18. pag. 340.
(*b*) Lieu cité.

infinie dans les enfans auxquels cette disposition est plus commune qu'on ne se l'imagine : aussi prend-on souvent chez eux pour Descentes des tumeurs formées par la sortie & la chûte imperceptible & gradative des testicules dans les bourses.

La vessie urinaire peut sortir seule, ou avec d'autres parties, par un des anneaux ou par tous les deux ensemble. Dans ces cas, on a remarqué assez constamment que la vessie surpasse quelquefois du double sa capacité naturelle, soit que ce vice de conformation dépende d'une constitution primitive, ou qu'il soit l'effet de quelque maladie précédente.

CAUSES.

Aux causes générales, communes à toutes les Hernies, s'en joignent d'autres qui sont particulieres à celles-ci, & que l'on distingue en causes internes & externes.

Parmi les caufes internes, on place la pofition du corps perpendiculaire à l'horifon. Cette pofition oblige les parties contenues dans la capacité du bas-ventre à fe porter vers les anneaux qui fe trouvent à fa partie la plus déclive. De plus, le péritoine abreuvé par l'humeur de la tranfpiration qui fejourne entre les rides ou cellules qu'il forme en cet endroit, eft difpofé à fe relâcher, à fe diftendre, & à céder à la force impulfive des parties.

A ces caufes, on peut ajouter un prolongement du péritoine, qui forme une efpece de cul-de-fac long d'un pouce, & quelquefois plus, dont le calibre n'excede guéres celui d'une plume à écrire. Cet appendice a été obfervé par plufieurs anatomiftes, tels que Nuck (*a*), Schrader (*b*), & par Delaunay, Chirurgien her-

______

(*a*) Adenograph. Fig. 39. & 40. & pag. 130.
(*b*) *Inftit. chir.* c. 25.

niaire (*a*) à l'ouverture du cadavre d'un
jeune homme mort d'une Hernie avec
étranglement. Il en eft des exemples ;
mais ce n'eft pas une raifon pour en con-
clure, comme l'a fait Reneaume (*b*),
que c'eft la caufe la plus ordinaire des
Hernies des enfans.

L'exiftence de cet appendice n'eft pas
d'une obfervation auffi journaliere, ni
peut-être auffi fure que les partifans de
cette opinion ont bien voulu le faire en-
tendre. Il eft plus vraifemblable, & l'ob-
fervation paroît le confirmer, que l'in-
teftin & l'épiploon fuivent le tefticule
dans fa chûte, plus ou moins lente dans
les bourfes. C'eft, je penfe, ce qui rend
les Defcentes fi communes dans les en-
fans.

A l'égard des Hernies de veffie, ce
qui concourt à les faire naître, font les

____

(*a*) Inftruct. fur les Defcentes.
(*b*) Effai fur les Hernies, pag. 138.

conformations vicieufes de ce vifcere, les rétentions durine & l'embonpoint exceffif. Pendant la groffeffe, fur-tout la compreffion qu'éprouve naturellement la veffie dans fon état de plénitude entre le pubis & la matrice, doit tendre à l'allonger infenfiblement fur les côtés, & à favorifer, par ce moyen, fon paffage par les anneaux à la premiere occafion donnée. Cela arrivera avec d'autant plus de facilité, que le péritoine ne forme pas, comme aux autres vifceres, d'obftacle à fa fortie, par la raifon, comme tout le monde le fait, que la veffie eft hors du péritoine.

Les caufes externes, font l'exercice des armes; l'écartement fubit & répété des cuiffes, foit en montant un cheval trop corpulant, foit de tout autre maniere; les grandes & exceffives courfes, foit à pied, foit à cheval; les longues féances à genou, les coups reçus dans l'aîne, &c.

Ruisch (*a*) a observé, que la frayeur avoit plus d'une fois occasionné de ces Hernies. On sent qu'il est nécessaire que des causes prédisposantes s'y joignent, ou que les parties aient déjà fait quelque chemin à travers les ouvertures. C'est ce qui paroît prouvé par les détails de cet auteur célébre.

Diagnostic.

Les signes diagnostics consistent à se rappeller, 1.° si l'on a fait un long usage d'alimens gras, huileux, ou chargés de particules visqueuses ou bitureuses ; si le sujet est d'un tempérament gras ou exténué par de longues maladies ; s'il a des constipations habituelles ; s'il a eu une hydropisie, &c.

2°. Si la tumeur a été précédée de coups, chûtes ou d'efforts violens ; si l'on s'est livré à de rudes travaux, à des

____

(*a*) Cent. 1. obs. 98.

exercices pénibles ; fi l'on a eu quelques
plaies pénétrantes , &c.

D'après cet examen, on s'affure de
l'exiftence de la maladie, par la préfence
d'une tumeur qui n'a qu'une confiftance
médiocre , & qui eft encore, ou qui tout
au moins a été fufceptible de réduction ,
qui groffit ou bombe davantage dans la
toux & les fortes infpirations.

Si c'eft un épiplocelle, la tumeur fera
inégale, pateufe, mollaffe, & gliffera ai-
fément fous les doigts. L'enterocelle, au
contraire, eft plus égale , plus liffe , &
offre au toucher plus de refforts. Quand
l'Hernie eft compofée de l'inteftin & de
l'épiploon, ces fignes font mixtes, c'eft-
à-dire, que l'on fent dans certains points
de la tumeur de l'inégalité, de la fou-
pleffe, & dans d'autres , plus d'élafticité:
ou de plus, c'eft qu'après la réduction
d'une partie de la tumeur, l'épiploon
refte ordinairement, parce qu'il devient
plus difficile à réduite que l'inteftin. Les

signes symptomatiques pour les Hernies intestinales, sont des coliques vagues, souvent légéres, dans toute l'étendue du bas-ventre, des envies fréquentes & sans effet d'aller à la selle.

Les signes qui font croire qu'il n'y a qu'une portion de l'intestin pincée, c'est que cette espece d'Hernies a des progrès fort lents, & qu'elle ne devient jamais bien volumineuse ; les vents sont moins importuns, les digestions moins laborieuses, les coliques plus rares & plus légéres.

Celles d'épiploon sont accompagnées de tiraillement d'estomac de petites nausées, quelquefois de vomissement.

Enfin, un symptome commun aux deux especes, mais peut-être plus particulier à l'épiplocelle, est une petite défaillance, qui a des retours assez fréquens, sans autre cause apparente.

Il survient du côté droit, & plus souvent du côté gauche, de petites Hernies, formée par l'angle de l'épiploon, qui ne font pas faciles à connoître, qui deviennent difficiles à réduire, & plus difficiles encore à contenir. On s'affure de cette maladie par la connoiffance des fignes propres à l'épiplocelle en général. Pour fe convaincre enfuite que la maladie n'appartient ni au tefticule ni au cordon des vaiffeaux fpermatiques, on agite & l'on releve doucement le tefticule qui ne fait aucun mal, s'il eft fain & en bon état, ainfi que fes dépendances.

L'Hernie de veffie fe connoît, 1.° à la fluctuation que l'on fent, en touchant la tumeur, foit dans l'aîne, foit dans les bourfes, lorfqu'elle eft complette. 2.° En ce qu'elle eft plus groffe avant d'uriner qu'après. 3.° En ce que le malade n'urine que goutte à goutte, avec de grandes difficultés, & qu'il eft obligé de foulever & de preffer la tumeur pour y réuffir.

Quand

Quand la matrice ou les ovaires font engagés dans l'aîne, il est naturel que fon col & le canal vaginal s'inclinent plus ou moins & fe courbent du côté où fe trouve l'Hernie. Enfin, il n'eft pas de figne plus certain de l'exiftence des tefticules aux anneaux ou retenus dans le ventre, que de s'affurer exactement de leur abfence dans les bourfes.

Différences.

Les Hernies de l'aîne différent entr'elles de plufieurs manieres. 1.º Par leur volume : il y en a de petites, de moyennes & de très-groffes. Th. (*a*) Bartholin . a vu un homme dont les inteftins avoient tellement diftendu les bourfes, qu'elles lui pendoient entre les deux cuiffes comme un boiffeau. On appercevoit feulement au milieu de cette énorme tumeur l'extrémité de la verge.

______

(*a*) Cent. 2. obf. 95.

O

Elles différent, 2.º par le lieu qu'elles occupent; elles restent au pli de l'aîne, ou s'étendent jusques dans le scrotum, ou dans les grandes lévres de la matrice aux femmes.

3.º Par les parties qui les composent : elles peuvent être formées d'épiploon, d'intestin, de quelques-unes des parties dont nous avons parlé, ou d'une seulement.

4.º Par la ressemblance qu'elles peuvent avoir avec certaines tumeurs qui occupent le même siége.

1.º Une différence générale, mais essentielle, entre les Hernies de l'aîne & les autres tumeurs qui surviennent dans les bourses ou au corps, même des testicules, c'est que ces tumeurs prennent naissance dans le scrotum, d'où l'on peut aisément observer leurs progrès, en remontant. Les Hernies, au contraire, commencent à l'aîne, & dirigent leur course, en devenant complettes, vers

les bourfes. On en peut dire à peu près
autant des tumeurs qui arrivent aux
grandes lévres chez les femmes. Quand
c'eft une tumeur qui leur eft particu-
liere, l'aîne eft parfaitement libre ; au
lieu que fi c'eft une Hernie complette,
la tumeur s'étend depuis l'aîne jufques
dans les grandes lévres.

2.º Ces Hernies différent de l'abcès,
en ce qu'il ne réfulte de l'inflammation
& de la douleur qui précédent ni coli-
ques, ni vomiffemens, ni tiraillement
d'eftomac, accidens qui ne manque-
roient pas d'arriver, fi l'inflammation
avoit été occafionnée par l'étrangle-
ment de l'Hernie. Rarement l'abcès eft-
il circonfpect, & l'Hernie l'eft toûjours ;
fa bafe eft très-large, & fouvent il s'é-
leve très-peu en pointe, & l'Hernie eft
quelquefois plus étroite à fa bafe qu'à fon
extrémité, & prefque toujours plus émi-
nente que l'abcès : on fent de la fluctua-
tion, & l'on n'en fent pas dans l'Hernie.

fi ce n'eft dans celle de la veffie : mais alors ces deux maladies ont leurs caracteres propres qui les diftinguent. La tumeur formée par la veffie, diminue par la preffion, avec un retour fubit du liquide, il eft vrai, quand l'on n'urine pas fur le champ Lorfque l'on urine, elle diminue auffi-tôt, & ne fe remplit que par dégré ; ce qui n'arrive pas dans l'abcès. L'Hernie de veffie differe encore de l'hydrocelle, en ce que dans l'Hernie de veffie on urine en relevant & comprimant les bourfes ; alors la tumeur s'éclipfe : ce qui n'arrive pas à l'hydrocelle.

L'hydrocelle eft tranfparente par l'accès d'une chandelle allumée, & l'Hernie de veffie ne l'eft pas.

Les tumeurs herniaires rentrent & fortent fucceffivement, & communément les abcès, ni les autres maladies défignées, ne le font pas.

L'hœmatocelle, appellée vulgairement *Hernie fanguine*, eft une tumeur qui contient du sang. Elle differe de l'Hernie, en ce qu'elle fait sentir de la fluctuation sous les doigts qui la touchent. La peau de la tumeur prend une couleur obscure, & tire même sur le noir, caractere étranger à l'Hernie.

Le bubon differe de l'Hernie, en ce que, 1.° l'Hernie est d'une figure sphérique, & quelquefois ovale, & sa base est étroite : au lieu que le bubon a bien une figure le plus souvent oblongue, mais la base en est large.

L'Hernie rentre par le *taxis*, & le bubon ne rentre pas : l'Hernie cede à l'impression des doigts, mais revient aussitôt à son premier état ; au contraire le bubon est dur, & ne cede pas : s'il cede, c'est lorsqu'il est œdémateux, ou tombé en suppuration. Dans le premier cas, l'impression du doigt reste après la compression : dans le second, on sent de la fluctuation ; & alors il est aisé de le distinguer

de l'Hernie de veſſie par les ſignes dé-
taillés ci-devant.

L'Hernie eſt plus proche des parties
de la génération dans l'aîne, & le bubon
occupe le pli de la cuiſſe.

Les grands cris, la toux, preſſent les
parties contenues vers les anneaux, &
font comme autant de coups de piſton,
qui font ſentir des pulſations au tou-
cher ; ce qui n'arrive pas quand ce n'eſt
qu'un bubon.

L'Hernie differe aiſément de la chûte
du teſticule dans l'aîne, en ce que le
teſticule ainſi arrêté, le ſcrotum eſt
vuide, au moins du côté de la tumeur.

Pour ce qui eſt de quelques Hernies
ventrales, qui ſurviennent au-deſſus des
anneaux, & tombent dans les bourſes,
le ſiége primitif en eſt aſſez différent
pour ne pas s'y tromper.

Prognostic.

Les événemens qui peuvent réfultet des Hernies de l'aîne , dépendent du temps, de l'âge, du tempérament, du fexe, de la nature des parties forties, & de plufieurs circonftances particulieres. Dans les enfans, par exemple, cette maladie eft très-fufceptible de guérifon, par l'application convenable du bandage.

En général , les Hernies nouvelles font plus aifées à guérir que les anciennes; & celles qui reftent au pli de l'aîne, que celles qui reftent dans les bourfes.

Les Hernies accompagnées d'adhérences, font ordinairement incurables, & deviennent plus redoutables que les autres dans l'étranglement.

La Defcente d'épiploon eft généralement parlant moins facheufe que celle d'inteftin, & moins fujette aux accidens.

Cependant Fab. de Hilden (*a*) parle d'une Hernie d'épiploon qui devint mortelle par l'étranglement, le septieme jour de sa naissance.

Lorsque l'épiploon a contracté des adhérences, cette Hernie, toutes choses égales d'ailleurs, est plus fâcheuse que celle d'intestin. Hænel a vu un Perruquier dans ce cas, qui étoit obligé de marcher tout courbé, dans la crainte de s'exciter au vomissement. Après sa mort on trouva que l'épiploon, par ses adhérences dans l'aîne, tirailloit l'estomac & le pylore (*b*).

Les Hernies qui rentrent sont moins dangereuses que celles qui ne rentrent pas.

Les Hernies énormes ne doivent pas attendre de guérison. Les petites sont souvent dangereuses & sujettes à l'étran-

______

(*a*) Hild. *obs. XII. cent.* 1.
(*b*) Gunzius *pag.* 100. *obs. anat. Chir.*

glement.

glement. Les Hernies de veſſie, deve-
nues complettes, ſont rarement cura-
bles & encore moins lorſque la veſſie
eſt adhérente au ſcrotum par quelques
points de ſa ſuperficie.

Les teſticules reſtés dans l'aîne n'ont
rien de fâcheux; le plus ſage parti eſt de
laiſſer faire la nature.

Cure.

La plupart des malades ont, pour la
réduction des Hernies, une routine qui
mérite l'attention du Chirurgien, en ce
qu'elle eſt preſque toujours puiſée dans
la nature. J'en ai vu qui contournoient
leur corps, en s'inclinant vers le côté
ſain; d'autres qui reployoient la cuiſſe
du côté malade, en la dirigeant vers
l'ombilic. Ces attitudes ſont également
favorables; mais la compreſſion que ces
malades font avec la paume de la main
ſur toute la tumeur eſt fort vicieuſe,
parce que le volume des parties qu'ils

P

repouſſent avec violence, forçant les parois de l'anneau, le dilate infaillible-ment.

J'ai vu des herniſtes employer avec ſuccès une autre méthode, qui n'eſt pas ſuſceptible du même inconvénient. Ils s'appuyent ſur les genoux, les coudes pliés, la tête pendante entre les bras. Cette ſituation met les muſcles dans un état de relâchement, & diſpoſe les viſceres à ſe précipiter vers le diaphragme, de maniere que ſouvent, en un demi-quart-d'heure & quelquefois moins, l'Hernie rentre d'elle-même.

C'eſt, comme on voit, à la nature qu'ils doivent la plupart de ces leçons. On ne ſauroit donc l'épier de trop près dans les choſes-mêmes qui s'offrent le plus ſouvent à nos regards.

Le premier objet d'une réduction mé-thodique eſt de relâcher la peau & les muſcles, & d'éloigner des anneaux le poids des viſceres. On y parvient en

faifant coucher le malade fur le côté op-
pofé à l'Hernie, dans un plan très-in-
cliné des hanches à la tête, les cuiffes
pliées & un peu rapprochées du ventre.
Alors on embraffe avec les doigts la bafe
de la tumeur, & par des petits mouve-
mens circulaires dirigés vers l'os des
îles un peu obliquement, on fait rentrer
les parties peu à peu, contre l'ordre
qu'elles ont fuivi dans leur fortie, c'eft-
à-dire, en commençant par les dernie-
res parties échappées, jufqu'à ce que la
tumeur foit tout-à-fait affaiffée. Comme
l'obliquité des anneaux s'efface dans les
anciennes Hernies qui font très-volumi-
neufes, le fuccès eft plus affuré en fai-
fant la réduction en ligne directe.

Quand c'eft une épiplocelle, ou dans
l'entéro-épiplocelle, qu'après la réduc-
tion du boyeau, il refte encore de l'épi-
ploon, on ne rifque rien, en faifant des
efforts un peu plus marqués que fur l'in-
teftin; parce que l'on n'a pas les mêmes

dangers à courir : ce n'eſt ſouvent qu'a-
vec quelque rigueur qu'on parvient à **les**
faire rentrer. Après la réduction **des**
groſſes Hernies, le ſac herniaire, ſoit
par ſon volume, ſoit par l'épaiſſeur ac-
quiſe, pourroit en impoſer, & être pris
pour une portion d'épiploon, ſi l'on
n'y faiſoit une ſérieuſe attention. Ce ne
ſeroit pas la premiere fois que des gens
même expérimentés, s'y ſeroient trom-
pés. Dans ce cas, la réduction du ſac
n'eſt pas une choſe aiſée ; mais elle eſt
avantageuſe, parce que ce ſac ſe trouvant
ramaſſé en pelotton à l'ouverture, il ré-
ſulte de l'application du bandage que ſes
parois ſe collent & bouchent les anneaux
au point d'empêcher l'iſſue des parties.

La méthode attribuée à M. Sharp,
ſe réduit à ſuſpendre le malade, la tête
en bas, les genoux pliés ſur les épaules
d'un homme fort & vigoureux (a).

______

(a) Recherch, ſur la chir. *pag.* 28.

Covillard , habile Chirurgien fran-
çois qui vivoit au commencement du
fiecle paffé , parle d'une méthode fort
analogue à cette derniere. « Il y en a,
» dit-il, qui logent le malade durant
» trois ou quatre heures dans un demi-
» bain d'huile tiéde , & après , lui font
» faire l'arbre fourchu , la tête en bas &
» les pieds contremont; & ainfi le maître
» tâche à ramener doucement l'intef-
» tin (*a*) ».

A l'égard du bain d'huile que l'on con-
feille ici , il me paroît plus dangereux
qu'utile. Je n'en dis pas autant de la fi-
tuation ; elle a été falutaire dans bien
des circonftances où les autres avoient
échoué.

Si la réduction n'eft pas praticable,
il faut bien fe garder d'employer d'autre
bandage que le fufpenfoir. On fait dans
ce cas, & dans tous les autres, quels ac-

____

(*a*) *Chirurg. opera.* pag. 142. l. 11. fect. 11.

cidens doivent réſulter de l'application
imprudente du bandage ſur une tumeur
herniaire. Lors même que la réduction
eſt méthodiquement faite, ſi le bandage
eſt trop ſerré, mal fait ou inégal, quels
maux ne produira-t-il pas ? Ce ſont ſou-
vent ces ſortes de bandages qu'il faut ac-
cuſer ſeul de ces maladies ſi ordinaires
aux bourſes & aux teſticules: j'en pour-
rois adminiſtrer la preuve. Un bourſier
appliqua ſur l'Hernie inguinale d'un en-
fant, un bandage dont la pelotte étoit
trop longue & trop groſſe, & d'une du-
reté ſinguliere. Il enduiſit ce bandage de
ſuif, dans la vue ſans doute de le rendre
impénétrable à l'urine; mais ſon uſage
produiſit le gonflement des vaiſſeaux
ſpermatiques, & une inflammation con-
ſidérable dans tous les environs. Les
accidens diſſipés, j'appliquai un bandage
convenable, qui eut tout le ſuccès que
l'on pouvoit déſirer.

Quand les Hernies ſont petites & im-

mobiles, on laisse à la pelotte une dé-
pression capable de loger la tumeur,
& d'en empécher l'accroissement. La
même maladie n'est pas toujours préci-
sément accompagnée des mêmes symp-
tomes, ni des mêmes accidens ; &,
comme l'a fort bien remarqué Lequin,
les Hernies different entr'elles comme
les visages. Une Hernie de l'aîne varie
à l'infini, soit relativement aux parties
sorties, soit relativement à sa confor-
mation extérieure. Il est des régles gé-
néralement reçues ; mais ces régles ont
beaucoup d'exceptions. C'est donc à un
artiste instruit & appliqué à se former des
idées justes de l'état de la maladie & des
circonstances qui l'accompagnent pour
travailler avec succès au soulagement du
malade.

Avant que d'entrer dans un plus long
détail, il convient de donner la descrip-
tion de quelques bandages, & de-là,
nous passerons à l'examen des avantages

que l'on peut tirer des uns & des autres ;
de la préférence que l'on doit donner à
quelques-uns, & dans quels cas.

Le bandage de l'Hernie inguinale
est divisé en trois parties ; savoir, son
corps & ses deux extrémités : le corps
est la pelotte du bandage ; l'extrémité,
qui est fixée à la pelotte, s'appelle le col ;
& l'autre extrémité, la queue, où s'atta-
che la courroie. Le bandage est com-
posé d'une plaque, à laquelle est contenu
un cercle d'acier artistement fait &
d'une bonne trempe. Il y en a qui pré-
ferent l'acier battu à froid. Ces banda-
ges nouvellement faits ont une forme
très-élégante : mais à la suite, le cercle
perd son élasticité au point de ne plus
contenir l'Hernie. Je ne sais si on doit
faire plus de cas du fer & de l'acier mé-
langés & battus à froid, recommandés
par Arnaut. Si la distribution du fer n'est
pas égale dans tous les points du cercle,
comme cela arrive souvent, ils finissent

aussi par perdre leur ressort. C'est pourquoi je m'en tiens le plus souvent au cercle d'acier bien trempé, d'une souplesse & d'une élasticité convenables, avec une inversion plus ou moins considérable proche la plaque, selon le dégré de compression que l'on veut donner au bandage.

La plaque doit être d'une forme ovale, légérement convexe extérieurement. C'est au centre de cette convexité que s'attache un crochet solidement rivé. Il y a des cas où l'on est obligé d'en mettre deux, un pour attacher la courroie, & l'autre pour le sous-cuisse : ce dernier se place à la partie inférieure de la plaque, afin d'empécher, dans certains mouvemens, le bandage de remonter, sur-tout dans les personnes maigres. Il faut ensuite garnir, d'une toile fine & forte, la totalité de la plaque. On continue d'envelopper le cercle du bandage, de la même toile, ou d'une peau fine, que je fais préparer, & qui a l'avantage de préferver de la rouille l'acier dans les perfonnes qui ont d'abondantes tranf-pirations.

On recouvre la partie interne du cercle d'une lifiere de fin drap qui part de l'angle de la plaque exclufivement, ex-cede l'autre extrémité du cercle, & fe prolonge plus ou moins, felon la groffeur du corps de la perfonne.

A l'extrémité de cette lifiere, s'atta-che fortement la courroie à laquelle on perce plufieurs trous, à quelques lignes de diftance les unes des autres, pour donner la facilité de relâcher ou de ref-ferrer, felon le befoin. On garnit ce cercle de crin, de coton, de laine, de flanelle, ou de quelqu'autre matiere, & on recouvre le tout d'une bande de chamois. La pelotte doit être garnie, bourrée & recouverte des mêmes ma-tieres dont nous avons parlé pour le cercle, & avec la précaution de la tenir égale, mollette & unie. La plupart des

pelottes dures, inégales & fort conve-
xes, font plus propres à dilater l'anneau
qu'à contenir l'Hernie. Cependant chez
les perfonnes graffes & replettes, fans
une pelotte un peu groffe & convexe,
on ne réuffiroit jamais à contenir les
parties. Enfin la pelotte garnie & re-
couverte, comme nous l'avons dit, on
coud au bord fupérieur extérieurement,
un autre morceau de chamois qui recou-
vre le crochet & la courroie, & vient
s'attacher par une boutonniere à un bou-
ton qui fe trouve à la partie inférieure
du bord externe.

Le bandage double differe du fimple,
en ce qu'il a deux pelottes fur l'extré-
mité antérieure du cercle ; elles font &
doivent néceffairement être plus étroites
au bord inférieur, pour laiffer la liberté
du mouvement aux cuiffes, & aux parties
qui fe trouvent entr'elles, affez d'aifance
pour qu'elles n'en foient point incommo-
dées. Ces pelottes feront pofées à une

diſtance proportionnée à celle des an-
neaux, ou à l'intervalle de l'anneau, ou
de l'arcade crurale, du même côté, ou
du côté oppoſé, quand ces maladies ſe
rencontreront enſemble.

La forme & le volume de la pelotte
ſont relatifs à l'ouverture qui donne paſ-
ſage aux différentes parties, & à d'autres
circonſtances particulieres. Il n'y a que
l'expérience qui puiſſe inſtruire, de con-
cert avec la connoiſſance anatomique
des parties, des variétés néceſſaires dans
les différens cas.

Le bandage double à demi-corps, a
ſouvent des grands avantages dans les
doubles Hernies des aînes. Ce bandage
eſt en deux parties, & c'eſt, à propre-
ment parler, deux bandages fixés, par
derriere, par une boucle, & par devant,
par une courroie commune, d'où réſulte
une facilité ſinguliere de graduer la preſ-
ſion à volonté. Il eſt d'une grande uti-
lité aux perſonnes qui ont les aînes en-

foncées, le pubis déprimé & les reins creux & profonds. Alors il est infiniment supérieur au bandage double ordinaire.

On est souvent obligé de mettre un sous-cuisse pour empêcher le bandage de varier ou de remonter dans les différens mouvemens du corps.

Une chose assez rare, qui devient cependant nécessaire à quelques personnes qui ont les hanches plattes, c'est l'usage du scapulaire pour soutenir le bandage.

L'hernie d'épiploon n'est pas aisée à contenir, quand elle est fort considérable. Cependant quand elle est susceptible de réduction, elle l'est aussi d'être contenue. Je conviens qu'elle offre souvent de grandes difficultés ; mais avec de l'attention & de l'habileté, elles ne sont pas insurmontables. Le bandage roide, quand il est bien fait, opere des merveilles, spécialement sur les grosſes Hernies de l'inteſtin. Il ne cede pas facilement, comme le bandage d'acier, à la forte impulſion des parties, & ne demande pas une compreſſion ſi violente.

Le bandage ſimple, ſans cercle d'acier, peut avoir ſes avantages, & une obſervation appuyera ce que j'avance.

Un particulier de province, qui étoit boiteux d'un côté, me fut envoyé par un Mᵉ. en Chirurgie de Paris: ce malade, depuis ſept à huit ans, avoit porté ſucceſſivement tous les bandages connus, ſans qu'on fût parvenu à contenir exactement ſa Hernie. J'examinai attentivement la diſpoſition des parties pendant la marche & le repos. Je conſidérai les défauts de ces différens bandages, & j'imaginai le ſuivant, qui eut un ſuccès complet. Je mis, comme à l'ordinaire, une plaque avec deux crochets extérieurement, un pour l'attache de la courroie

de la ceinture , & l'autre pour les fous-
cuiffes.

Cette plaque pouvoit avoir trois pou-
ces de long fur deux de large : au centre
de fa cavité , je fis une fente en travers
d'environ un pouce , & autant perpendi-
culairement à la plaque pofée fur le corps.
Cette ouverture pouvoit avoir au plus
trois lignes de largeur ; elle étoit deftinée
à recevoir une vis fixée par l'autre bout à
une autre plaque , fur laquelle étoit at-
taché un reffort fpiral ou à boudin , gar-
ni très-mollement par-deffus d'un cham-
pignon de chamois , bourré de coton.
Ce reffort m'a tenu lieu de bande élafti-
que pour la ceinture.

Ce bandage , malgré le fuccès qu'il a
eu , ne feroit pas également convenable
à tous les boîteux : mais avec les modi-
fications & des changemens relatifs aux
circonftances , il peut offrir des reffour-
ces dans quelques cas épineux.

Dans les Hernies difficiles à contenir,

& même dans celle dont l'impulsion des parties est violente, il y a souvent moins de force à opposer que d'adresse. Certaine forme, certain contour dans le bandage font cet effet ; & l'on s'apperçoit qu'un bandage léger & foible contient souvent mieux que toute la force mal raisonnée que l'on avoit mise en opposition.

Dans les enfans, la guérison des Her-nies est presque indubitable, quand on leur fait faire usage du bandage, parce que les parties bien contenues acquiérent avec l'âge plus de force & de ressort. Les sérosités abondantes chez eux s'épuisent insensiblement ; & il est rare de trouver des adultes qui puissent dater de leur enfance l'origine de ces maladies, si dans les premiers temps on n'a pas négligé les secours convenables. Le bandage de futaine est presque toujours dangereux. Le bandage élastique est aussi doux, plus sûr, & moins exposé à se salir, quand on a soin de l'enduire de cire, & de le placer sur un linge qu'on change de temps à autre. Il ne sensuit ni phlogose, ni plusieurs autres petits ac- cidens qui accompagnent souvent son application immédiate sur la peau.

CHAPITRE VI.

De l'Hernie crurale.

QUAND quelques-unes des parties con- tenues dans l'abdomen sortent & forment une éminence à l'arcade qui donne passa- ge aux vaisseaux cruraux, on appelle cette espece de tumeur *Hernie crurale*.

Cette Hernie, très-rare chez les en- fans & chez les filles, & un peu moins chez les hommes, est plus ordinaire aux femmes qui ont eu des enfans, que l'Her - nie inguinale ; parce qu'ayant les os du bassin plus évasés, les parties flottantes sont, dans la grossesse sur-tout, plus dis-

Q

posées à se porter aux parties latérales
sous le ligament de Fallope ou de Pou-
part, que vers le centre qui est occupé
par le volume de la matrice & du fœtus.
Il n'y a pas un siecle que cette Hernie est
connue. Plusieurs Auteurs se disputent
l'honneur de sa découverte : mais je suis
fondé à croire que la victoire ne reste à
aucun d'eux. Nicolas Lequin paroît ne
l'avoir pas méconnue, lorsqu'il dit : « Il
» s'en trouve (des Hernies) où l'ouver-
» ture est très-près du pubis ou pénil ; une
» autre se trouve fort haut dans l'aîne &
» à côté. Il y en a au pli de la cuisse, où
» il y a difficulté d'appliquer le bandage.
» Celles-là se rencontrent plus ordinai-
» rement aux femmes qu'aux hommes ».
Si cette description laisse quelque obscu-
rité, elle est pleinement dissipée, par ce
qu'en a écrit Verrhein : il y a, dit-il, un
endroit voisin des vaisseaux spermati-
ques, où il survient des Hernies dange-
reuses, & souvent mortelles. C'est au

paſſage des vaiſſeaux qui ſe diſtribuent à la cuiſſe. Une choſe digne de remarque, c'eſt que dans deux faits qu'il rapporte, les malades périrent de la paſſion iliaque, ſans qu'il ſe manifeſtât de tumeur extérieurement, ſans même qu'ils ſe plaigniſſent d'aucune douleur dans cet endroit.

C A U S E S.

Les cauſes de l'Hernie crurale peuvent être dans les hommes l'exercice des armes long-temps continué. Dans ce cas, les inteſtins pouſſés par l'inſpiration & déterminés par la poſition, font quelquefois irruption à l'arcade crurale. La maigreur, &, ce qui dans la vieilleſſe revient au même, la rigidité & le deſſéchement des fibres, rendent ces routes plus faciles, & deviennent des cauſes de ces Hernies. Les Anatomiſtes conviennent que le paſſage de l'arcade crurale préſente moins de réſiſtance aux parties.

que les anneaux ; & fi la Hernie ingui-
nale arrive plus fouvent aux hommes,
c'eft par la pofition perpendiculaire &
immédiate des parties fur cet endroit.

Plufieurs raifons tendent à les rendre
plus communes chez les femmes. Les
anneaux font chez elles plus étroits que
chez les hommes. Pendant la groffeffe,
les parties, à caufe du volume de l mat-
rice, pouffées fur les côtés, ont une ten-
dance naturelle vers l'arcade crurale.
La rofée ventrale qui, par fa pente
naturelle, abreuvoit le baffin, fe répand
dans la groffeffe vers l'arcade crurale, où
elle eft fixée par la difpofition du péri-
toine. D'après cela, eft-il furprenant que
dans les violens efforts de l'enfante-
ment il furvienne à la femme de pareils
accidens ?

Diagnoftic.

Le diagnoftic de l'Hernie crurale eft
affez clair par ce qui a précédé. Les diffé-

rences que nous allons établir nous difpenfent d'entrer ici dans un plus grand détail.

Les fignes qui annoncent la préfence de la veffie font ici les mêmes que dans les autres efpeces d'Hernies où elle fe rencontre. On peut voir ce que nous en avons dit au chapitre précédent.

Différences.

Les Hernies crurales different entr'elles par leur volume. Il en eft de groffes & d'autres petites & c'eft le plus grand nombre. Il y en a qui n'excedent pas la groffeur d'une olive.

Elles different encore par les parties qui les compofent : les unes font formées d'inteftin, ou d'épiploon, ou de tous les deux enfemble ; & enfin d'autres font formées par la veffie.

Elles different encore des Hernies qui naiffent dans le voifinage. Des Hernies de l'aîne, par exemple, en ce que l'Her-

nie crurale paroît à la partie supérieure
& antérieure de la cuisse. Le bubono-
celle ou l'inguinale se manifeste plus près
des bourses dans l'aine. Les autres espe-
ces d'Hernies arrivent à tout âge ; &
celle-ci n'arrive guères qu'aux adultes.
Au moins ne l'ai-je jamais observée dans
les enfans.

Enfin elle differe du bubon, en ce que
le bubon présente une tumeur plus
platte, & dont les inégalités sont plus
distinctes & plus sensibles au toucher.
L'Hernie n'a qu'une forme oblongue
& ovalaire.

La toux ne donne nul mouvement au
bubon ; elle en donne à l'Hernie.

L'Hernie augmente debout, & dimi-
nue ou rentre quelquefois dans une si-
tuation horisontale ; ce qui n'arrive point
au bubon.

Prognostic.

Les plus petites font plus dangereufes
que les plus groffes ; & celles qui ne pa-
roiffent pas encore extérieurement, que
celles qui font fenfibles à la vue.

Celles qui font formées d'épiploon,
font en général moins funeftes que celles
d'inteftin, ou de ces deux vifceres en-
femble. Ces Hernies font, à caufe du
pli de la cuiffe, plus fujettes à contrac-
ter des adhérences que les autres, & de-
viennent par là encore plus facheufes.
Ce danger augmente encore lorfqu'elles
ont été mal contenues. Quand, d'après
cela, il furvient étranglement, toutes les
reffources de l'art réunies font infuffifan-
tes pour arracher les malades à une mort
cruelle & prefqu'affurée. C'eft un fait
que l'expérience journaliere confirme &
dont on trouve des exemples dans le
Traité des Opérations des Garangeot.

Cure.

Elle est la même que celle de l'aîne ;
voyez ce que j'en ai dit, ainsi que des
moyens de remédier à l'étranglement.

Une différence qui se présente ici,
consiste d'abord à varier la réduction des
parties. Au lieu de pousser les parties
vers les hanches, on dirige ses efforts
vers le nombril, parce que l'arcade des
vaisseaux cruraux se porte obliquement
de ce côté.

A l'égard des bandages, toute leur
différence se réduit à ce que leur cour-
bure doit être plus proche du col du
bandage que dans ceux de l'aîne.

CHAPITRE VII.

CHAPITRE VII.

De l'Hernie du trou ovale.

Lorsqu'il fe manifefte à la partie fupérieure & interne de la cuiffe, proche le périnée dans les hommes, & dans les femmes proche les grandes lévres, une tumeur formée par la fortie de quelques-unes des parties flottantes du bas-ventre, on l'appelle *Hernie du trou ovale.* La découverte en eft encore dûe à la Chirurgie moderne. M. Gunzius (*a*) en défere la gloire à un Chirurgien de Strasbourg, nommé Le Maire ; &, d'après le rapport de Hacnel, à Caffebohmius, qui en a démontré l'exiftence à Berlin dans fes Leçons. Cet Auteur ajoute, que le célèbre Albinus a démontré publiquement la Defcente de la veffie par le même endroit. Il eft furprenant que cette remarque ne fe trouve pas

____

(*a*) *Obf. anat. Chirur. de Herniis*, pag. 78.

R

dans les ouvrages de ce grand Anato-
miſte : au moins les recherches que j'ai
faites à cet égard ont été infructueuſes.
Il y a bien des années qu'Arnaud de
Roncil, & Duverney, l'ont obſervé :
mais la premiere deſcription qu'on en
trouve eſt dùe à Garangeot. (*a*) Re-
naume n'en avoit parlé dans ſon *Eſſai
ſur les Hernies*, que pour la révoquer
en doute.

Il eſt fort ſage d'examiner la poſſibi-
lité d'un fait , avant que d'y donner
croyance. Quand une fois ſon évidence
eſt démontrée, il ne reſte plus qu'à exa-
miner comment il arrive ; & c'eſt ce
qu'ont fait les Anatomiſtes. Ils ont long-
temps nié la poſſibilité de cette Hernie;
puis examinant la choſe de plus près, ils
ont fini par y reconnoître moins de dif-
ficulté qu'ils n'en avoient d'abord ap-
perçu. D'après la diſſection exacte & l'e-

(*a*) Mém. de l'Acad. de Chir. à l'endroit
cité.

xamen suivi des parties, on a vu que l'ouverture en dedans est plus évasée qu'en dehors ; d'où naît la facilité aux parties adossées de s'échapper à la premiere occasion donnée, ou peu à peu. La membrane ligamenteuse qui ferme ce trou, laisse entre le muscle triceps & le pectineus un interstice oblique pour le passage des vaisseaux & des nerfs obsturateurs à la partie supérieure, connue sous le nom de *sinuosité de l'ischion*. L'intestin & l'épiploon peuvent s'engager dans ce passage, en suivant la route des vaisseaux dont nous venons de parler. Cette Hernie, qui est très-rare, l'est moins chez les femmes que chez les hommes ; & l'on a cru en trouver la raison dans les distensions de l'abdomen pendant la grossesse, dans la configuration triangulaire de la vessie, qui, chez les femmes, permet à l'épiploon ou à l'intestin de se glisser entr'elle & le pubis. L'intestin, sur-tout à cause de la finesse

& de la lubricité de ses parois, est sus-
ceptible de s'introduire par les moin-
dres ouvertures.

La forme de ces Hernies n'est pas
toujours la même; les unes sont lon-
guettes, les autres rondes ; & il faut, en
raison de leur situation, qu'elles acquié-
rent plus de volume que les autres pour
paroître aussi grosses.

CAUSES.

D'après ce que nous venons d'expo-
ser, on sent que les causes relatives à
toutes les Hernies, c'est-à-dire, les
coups, les chûtes, les faux pas, sont
propres à favoriser cette maladie, pour
peu que des dispositions antécédentes
y donnent lieu, telles que le relâchement
du péritoine,& l'adossement des intestins
contre ces parties, dans les hommes, qui
ont le volume de la vessie moins consi-
dérable, comme on l'a observé dans cer-
tains sujets. Elles seront plus rares que
les autres especes ; & la raison en est

fenfible : il faut, chez les hommes, un concours de caufes qu'il n'eft pas ordinaire de rencontrer. Chez les femmes, plufieurs de ces caufes font une fuite de leur conformation ; il n'eft pas furprenant qu'on obferve chez elles cette maladie moins rarement.

Différences.

Cette Hernie diffère de celles des parties voifines. 1.º L'Hernie crurale furvient à la partie fupérieure & antérieure de la cuiffe ; au lieu que l'Hernie du trou ovale paroît peu plus bas & à la partie interne.

2.º L'Hernie de l'aîne fe préfente au-deffus des bourfes, & y defcend quelquefois : l'Hernie du trou ovale fe manifefte plus bas vis-à-vis des bourfes.

A l'égard des différences qui fe tirent des parties intéreffées, on peut confulter ce que nous avons dit à l'Hernie de l'aîne. Enfin, cette Hernie diffère des autres tumeurs, en ce que celle-ci rentre, au moins par la fituation & le *taxis*, &

les autres ne rent rent par aucun de ces moyens.

On fent bien que la toux, qui, ailleurs, conftitue un point différenciel d'avec les autres tumeurs, ne décide prefque rien ici, parce que l'impulfion qu'elle caufe aux vifceres fe perd fur les parois offeufes du trou ovale.

Diagnoftic.

Quant au diagnoftic, il paroît fuffifamment établi par tout ce qui a été précédé. Les fignes qui caractérifent l'épiplocelle, l'enterocelle ou la cyftocelle, font les mêmes que dans les Hernies précédentes ; nous y renvoyons le lecteur.

Cure.

La réduction eft facile, en plaçant le malade à la renverfe, le baffin plus élevé que le tronc, & le refte de l'opération s'exécute comme dans les autres Hernies. On n'a pas encore d'exemples d'étranglemens de cette Hernie qui ait ré-

fifté aux remedes généraux & aux topi-
ques. L'opération, fi elle devenoit né-
ceffaire dans ce cas, feroit fort difficile,
pour ne pas dire impraticable. C'eft
pourquoi les perfonnes qui ont cette in-
firmité, ne doivent avoir rien plus à
cœur que de fe munir d'un bandage
convenable. Le point d'appui de ce ban-
dage doit être placé, comme celui de
l'aîne, autour du corps ; on aura donc un
cercle d'acier d'une force & d'une élafti-
cité fuffifantes pour porter une autre
bande d'acier qui partira antérieure-
ment du cercle où elle fera rivée, &
tombera perpendiculairement jufqués
vis-à-vis le trou ovale. A cette extré-
mité fe trouvera une pelotte moulée à la
forme de la partie. Cette bande élafti-
que, tendant à fe rapprocher fur elle-
même, opérera le dégré de compreffion
néceffaire pour maintenir l'Hernie. Le
bandage fe recouvre & fe garnit comme
les autres, le plus mollement qu'il eft

R 4

poſſible ; & ſur la face externe de la pe-
lotte ſe trouve un crochet pour recevoir
l'extrémité d'une ſous-cuiſſe, qui part du
cercle du bandage poſtérieurement.

On peut compoſer la pelotte de deux
plaques, traverſées d'une vis, qui, ſem-
blable à celle que nous avons décrite
pour l'Hernie de l'eſtomac, ſervira à
graduer la preſſion à volonté. Ce mé-
chaniſme eſt à peu près celui du ban-
dage à reſſort de M. Pipelet le jeune (a).

Quant aux remedes internes & topi-
ques, voyez ce que j'en ai dit au chapitre
premier.

CHAPITRE VIII.

Hernies vaginales.

QUAND on rencontre dans le vagin
une tumeur docile à la preſſion, qui
rentre & ſort ſucceſſivement, & que la

____

(a) Voyez le Traité des bandages ou brayers
par M. Süe.

toux fait faillir au-dehors, on appelle cette maladie *Hernie vaginale.*

Benivenius (*a*) dit avoir vu *une femme dont tous les inteftins s'échapperent par une rupture de la vulve : elle mourut quelques jours après.* C'eft fur cette defcription obfcure & équivoque que M. Gunzius (*b*) lui accorde la découverte de cette Hernie ; mais on feroit fur cette obfervation de longs commentaires avant d'en trouver la preuve.

Le fecond, ou plutôt le premier Auteur qui en ait donné une defcription fatisfaifante & détaillée, eft M. Garangeot ; il l'avoit obfervée dès le commencement de l'année 1736 (*c*).

Cette Hernie n'eft peut-être pas auffi rare qu'on fe l'imagine, & il y a bien de l'apparence qu'elle a été plus d'une fois

---

(*a*) *De abditis morb. cauf.* cap. V.
(*b*) Pag. 83. de l'Ouvrage cité.
(*c*) Mém. de l'Acad. de Chir. à l'endroit cité.

confondue avec les chûtes de la matrice & du vagin. Quoi qu'il en foit, l'épiploon, l'inteftin & la veffie font les feuls vifceres qu'on ait vu jufqu'ici concourir à fa formation. Ces différentes parties en font des efpeces particulieres, qui prennent différens noms. On appelle *enterocelle-vaginale*, l'Hernie d'inteftin: *épiplocelle-vaginale*, celle d'épiploon, & *cyftocelle-vaginale*, celle de la veffie.

Il eft vraifemblable que la veffie faifoit partie de l'Hernie vaginale, décrite par M. Garangeot. Je tire cette préfomption de l'impoffibilité dans laquelle étoit la malade d'uriner autrement que couchée fur le dos ; accident ordinaire à l'Hernie de veffie, qu'on a obfervée depuis dans cet endroit ; à moins qu'on ne fuppofe que la tumeur comprimoit latéralement le canal de l'uretre, ou le col de la veffie. Le figne diagnoftic pris du toucher, milite en faveur de cette derniere opinion & la rend plus que vraifemblable.

C A U S E S.

La position de la partie la plus déclive de la vessie sur le plancher du vagin pendant la grossesse, & les humidités qui abreuvent ce canal, disposent ses fibres à se relâcher, à s'écarter, à se ramasser en faisceaux, & sa membrane interne à prêter & à s'étendre. Dans l'accouchement, la tête de l'enfant long-temps retenue & enclavée dans les os du bassin, peut froisser & affoiblir les parois latérales du vagin & le tissu cellulaire délicat qui les unit aux parties voisines. Il y a plus : dans les filles qui ont des fleurs blanches ou qui font d'une constitution molle & lâche, certains efforts peuvent donner naissance à cette Hernie.

Diagnostic.

L'Hernie épiploïque est plus indolente, plus inégale, plus rébelle à la réduction. L'intestinale est plus élastique, plus lisse & plus facile à réduire.

De la réunion de ces deux parties, ré-
sulte le mélange des signes qui leur sont
propres. Au reste, les signes caractéris-
tiques de ces deux especes de tumeurs
sont ici à peu près les mêmes que dans
les autres Hernies ; avec cette différence
qu'elles ont leur siége latéralement au
fond du vagin, qu'elles déjettent pres-
que toujours du côté opposé ; l'Hernie
de vessie a le sien à la paroi supérieure
de ce canal. Deux observations répan-
dront un plus grand jour sur son diag-
nostic : la premiere, c'est que de la com-
pression de la tumeur s'ensuit la di-
minution de son volume par le retour
du fluide vers d'autres points, ou dans
une seconde poche, comme il arrive
lorsque la vessie est double. C'est, en
second lieu, que si la vessie se vuide, soit
naturellement, soit par le secours de
l'art, la tumeur herniaire s'affaissera sur
elle-même, abstraction faite des con-
crétions pierreuses qui peuvent s'en-

gendrer par le long séjour de l'urine dans les Hernies anciennes.

Un accident de l'Hernie de vessie est la difficulté, & souvent même l'impossibilité qu'éprouvent les malades de rendre leur urine autrement que couchées sur le dos.

On compte parmi les accidens de l'entero - épiplocelle, les tiraillemens d'estomac, de petites defaillances, des douleurs de colique qui partent de l'endroit de la tumeur, &c.

Différences.

Ces Hernies différent par leur volume: les unes sont petites & ne sortent pas du vagin & d'autres excedent les grandes lévres. Par rapport au parties qui les composent, nous en avons dit que les unes étoient composées d'intestin, d'épiploon ou de vessie, ensemble ou séparément; & l'on a vu dans leur diagnostic les caracteres respectifs qui les distinguent.

A raison de leur différence d'avec les autres tumeurs familieres à ces parties : l'Hernie vaginale differe du polype, en ce qu'elle est susceptible de réduction, & les polypes ne le font pas : elle est élastique au tact, & l'excroissance polypeuse est dure & rénitente.

Elle differe de la chûte du vagin : la chûte du vagin forme plusieurs replis ou bourrelets, qui laissent au centre une sorte d'ouverture dans laquelle on peut introduire le doigt : au lieu que les Hernies, quand elles sont parvenues au même point, n'ont aucune ouverture, & ne laissent d'accès que sur les côtés. Si c'est une Descente de matrice, son corps, son col, son orifice même éprouvent un déplacement considérable, qui n'existe pas, ou qui, tout au moins, n'est pas le même dans les Hernies vaginales. Le vagin, dans les Descentes de matrice, conserve la même force dans tous ses points ; au lieu que dans l'Hernie vaginale, le point qui cede à la tumeur est plus lâche, plus mince, & forme une espece de vuide, comme l'a observé M. Garangeot.

Prognostic.

En général, ces Hernies sont très-incommodes. Quand elles sont nouvelles, elles peuvent être susceptibles de guérison. On ne doit plus en attendre quand elles sont anciennes. L'étranglement ne survient pas communément à ces Hernies ; mais s'il y survient, l'opération n'en doit pas être facile, ni le succès bien assuré : en supposant même qu'il fût heureux, les points d'appui qui se rencontrent dans cette partie, deviennent très-défavorable à la guérison.

Cure.

La réduction s'opere en faisant coucher la malade, les reins & la poitrine beaucoup plus bas que les fesses. On

manie la tumeur avec les précautions
que nous avons indiquées ailleurs.

Le peſſaire ovalaire ne convienr point
ici. M. Garangeot, qui l'employa, ne
réuſſit à contenir l'Hernie que la pre-
miere journée. Le lendemain la malade
ſentit de vivès douleurs, accompagnées
de tiraillemens d'eſtomac & de vomiſ-
ſemens, qui ne céderent qu'à la ſuppreſ-
ſion du peſſaire ; une portion inteſti-
nale s'étoit gliſſée entre ce peſſaire &
le pubis, où elle ſouffroit étranglement.
La tumeur fut réduite, & l'on appliqua
un peſſaire d'une groſſeur convenable,
auquel on donna la figure d'un bondon :
il étoit percé dans ſon milieu, pour for-
mer un canal, & attaché par deux cor-
dons qui en rendoient au beſoin l'ex-
traction facile.

Ce peſſaire, ajoute le même Auteur,
a retenu ſi exactement la Deſcente, que
la malade n'en a pas été incommodée
depuis.

Je

Je n'ai pas été auffi heureux dans l'ap-
plication de ce peffaire. J'en ai fait ufage
dans une pareille circonftance : la com-
preffion qu'il faifoit, fans doute, fur le
canal de l'urette, fufpendant le cours des
urines, m'obligea à le rendre moins vo-
lumineux. A cet accident en fuccéda un
autre : l'inteftin fe gliffoit entre le peffaire
& la paroi interne du vagin : je fubftituai
à l'ivoire une éponge trempée dans une
eau légerement alumineufe, que j'ex-
primai avant l'introduction. La ma-
lade la fupporta fans incommodité.
Bientôt après, dégoûtée des fujétions
que demandoit l'éponge, elle me pria
de lui procurer quelque fecours qui en
exigeât moins. Je fis aplanir un peu
le peffaire d'ivoire à la partie fupé-
rieure qui devoit s'adoffer au canal de
l'uretre. Les urines coulerent avec fa-
cilité : l'Hernie fut contenue, & la
malade guérit en huit mois de temps
par ce peffaire, les fomentations lé-

S

gérement alumineuſes & le repos.

Le peſſaire d'acier, tourné en ſpiral &
recouvert de toile cirée, pourroit égale-
ment convenir. Nous le décrirons à la fin
du Chapitre ſuivant.

CHAPITRE IX.

Des Deſcentes de matrice & du vagin.

BIEN des Auteurs n'ont pas jugé à
propos de ranger les déplacemens con-
tre-nature de la matrice dans la claſſe
des tumeurs herniaires ; mais je me crois
d'autant mieux fondé à n'être pas de
leur ſentiment, que ces maladies, re-
connoiſſant les mêmes cauſes, préſen-
tent auſſi les mêmes indications curati-
ves. J'ai été plus loin ; il m'a paru natu-
rel de placer parmi les Deſcentes de cet
organe, celle du vagin, qui eſt un ca-

nal continu avec lui ; & cela avec d'autant plus de raifon , que les chûtes de ces deux parties font fucceffivement les caufes & les effets les unes des autres. Je m'explique : on voit tous les jours les chûtes de la matrice attirer celles du vagin ; & en raifon inverfe (mais d'un pas plus lent) celles du vagin amener celles de la matrice.

Le vagin eft fufceptible d'un relâchement plus ou moins confidérable , & de ce relâchement peut s'enfuivre l'inverfion de ce canal. C'eft ce qui a fait diftinguer cette maladie en relâchement proprement dit , & en renverfement du vagin. On a long-temps cru que c'étoit conftamment toute l'épaiffeur de ce canal qui fe déplaçoit ; mais des obfervations très-exactes ont démontré , que ce n'eft le plus fouvent que fa tunique interne, abreuvée, épaiffie & relâchée. Peut-être que ni l'une ni l'autre de ces deux manieres n'eft exclufive : & , pour

le dire en paffant, rien n'a autant fervi
à reculer les progrès de l'art que ces
exclufions prématurées. Il ne faut pas
qu'une découverte nuife aux connoif-
fances antécédentes ; elle doit les éten-
dre & non les profcrire. En effet, de
ce qu'il eft prouvé que le vagin, dans
les Defcentes complettes avec ou fans
renverfement, fe retourne comme un
doigt de gant, il peut en réfulter auffi
que des caufes particulieres déterminent
d'abord l'inverfion de l'épaiffeur de ce
canal.

La matrice parcourt, dans fa chûte
par le vagin, différens dégrés progreffifs,
auxquels nous ne nous arréterons pas,
en ce qu'ils conftituent plutôt les divers
états de la maladie, que des efpeces par-
ticulieres. Ainfi, nous nous contente-
rons d'en admettre de deux fortes, que
nous diftinguerons en Defcentes fans
renverfement, & Defcentes avec ren-
verfement.

Nous entendons par *Descentes sans renversement*, celles qui commencent par l'orifice de la matrice. Comme elles peuvent rester dans le vagin, ou sortir au-dehors, c'est ce qui les a fait diviser en Descentes complettes & en incomplettes. En incomplettes, lorsqu'elles n'excedent pas la vulve & les grandes lévres ; & en complettes, lorsque le vagin est tellement retourné, que la base de la tumeur paroît circulairement à la racine des grandes lévres.

Les Descentes avec renversement du fond de la matrice, par son orifice, se subdivisent aussi en complettes & en incomplettes. On appelle incomplettes celles où la tumeur reste encore cachée dans le vagin, & on donne le nom de complettes à celles qui ont franchi les grandes lévres avec inversion du vagin.

Il est cependant un état primitif qu'il 'est pas indifférent de connoître : c'est *l'abaissement* de la matrice, lorsqu'affaisfée fur elle-même par le relâchement de fes ligamens, elle n'a pas encore fait d'irruption par fon orifice.

Ruifch (*a*) a vu une portion latérale de la matrice fortir environ de la groffeur du poing au côté droit de la vulve, pendant les efforts de l'enfantement : on fit des fomentations fur cette tumeur pour empêcher la gangrene ; & auffi-tôt après la naiffance de l'enfant, la partie reprit d'elle-même fa place naturelle.

La matrice, lorfqu'elle defcend complettement, entraîne fouvent la veffie, & quelquefois même le colon (*b*) dans fa chûte.

Les Defcentes complettes de matrice peuvent devenir énormes. On en a vu tomber jufqu'aux genoux (*c*).

(*a*) Obf. 24. Cent 1.

(*b*) Henri de Heers, obf.

(*c*) Liebaut, *Chap.* 45. des maladies des femmes.

CAUSES.

Les causes internes, comme les externes, peuvent donner naissance à ces maladies : c'est la raison pour laquelle les filles peuvent en être attaquées comme les femmes, quoique celles-ci doivent l'être plus communément, puisque les causes en sont plus fréquentes.

Les causes internes sont, l'embonpoint excessif, le poids des visceres sur la matrice, les excroissances ou polypes de ce viscere, un placenta resté & corrompu, la distension qu'elle acquiert jusqu'à un certain point par l'anatonie de ses fibres, soit que cette foiblesse dépende de la premiere constitution, ou des pertes de sang, de la cachexie, des fleurs blanches, de l'hydropisie, ou de la suppression des secours périodiques.

Les longues constipations, les difficultés d'uriner, la préfence d'une pierre dans la veffie, le relâchement des ligamens de la matrice, qui, par leur texture membraneufe, font très-extenfibles, l'éternuement fréquent ou violent, en font encore des caufes internes.

Les caufes externes font l'exercice immodéré de la danfe, les fauts qu'elle occafionne, les fortes contractions des mufcles de l'abdomen, les chûtes fur les genoux, les efforts violens, les accouchemens pénibles & laborieux, les tiraillemens imprudens du placenta, pour la délivrance des femmes. Du concours de ces différentes caufes, naiffent des renverfemens ou autres déplacemens de la matrice ou du vagin. Nous obferverons que l'extraction prématurée du placenta eft la caufe la plus ordinaire des renverfemens de la matrice, & que rarement cette maladie reconnoît d'autres caufes.

Diagnoftic.

Diagnostic.

Le toucher est ici d'un grand secours dans la recherche des signes diagnostics ; & ce signe acquiert de la certitude par les accidens inséparables de ces maladies.

Lorsque l'orifice de la matrice est dans sa situation naturelle, & qu'il se présente dans le vagin une tumeur circulaire hérissée de rides, on peut conclure que c'est un simple relâchement de ce canal. Si la tumeur se prolonge extérieurement sous une forme oblongue & ridée, qui, vers sa partie inférieure, laisse une ouverture à travers laquelle le doigt puisse pénétrer jusqu'à l'orifice de la matrice, c'est alors ce qu'on appelle *chûte du vagin.*

Si l'on sent distinctement plus ou moins profondément dans le vagin une tumeur qui laisse une ouverture au centre, & que le vagin soit dans sa situation naturelle, on sera fondé à croire que c'est une Descente de l'orifice de la matrice.

Quand on apperçoit une tumeur formant un espece de globe elliptique, ou, pour parler le langage vulgaire, une sorte de cul-de-lampe, dont la base, qui est la partie la plus évasée, est circulairement aux grandes lévres, & qu'à la pointe, qui est la partie la plus déclive, on voit un orifice ; à ces signes on ne sauroit méconnoitre la Descente complette de ce viscere sans renversement.

Pour ce qui regarde les Descentes avec renversement, on peut les considérer, relativement à leurs progrès, sous trois états : le premier est ce qu'on appelle *abaissement de la matrice*, parce que ce viscere n'a point encore franchi son orifice Les malades éprouvent dans les reins des douleurs lancinantes, souvent accompagnées de pertes blanches. Le second état, c'est lorsque ces Descentes sont encore renfermées dans le vagin. Les malades éprouvent dans ce canal un sentiment de pesanteur fort incommode: elles ressentent aussi aux reins & aux cuisses des douleurs que le repos de la nuit ou la situation horisontale peut dissiper; mais que les fatigues de la journée ne manquent pas de ramener. La marche & les exercices domestiques qui exigent d'être debout, leur deviennent très-pénibles, à cause du froissement continuel de la matrice, qu'elles ont peine à éviter.

Ces signes sont encore équivoques, si le toucher n'y met le sceau de l'évidence. En introduisant le doigt dans le vagin, on y sent une tumeur conique dont la base entoure, en forme de bourrelet, l'orifice de la matrice: ce bourrelet est plus ou moins épais, en raison de la dilatation du col de ce viscere & du volume de la partie déplacée.

La tumeur, sur toute sa superficie, n'a aucune cavité sensible au tact; enfin, on fait de la malade si la tumeur est réductible ; l'on en peut faire même l'essai, ou l'on apprend au moins si elle rentroit autrefois. La réunion de ces signes établit pleinement le diagnostic de la Descente incomplette du fond de la matrice.

Dans le troisieme état, cette tumeur, descendue complettement, offre un diagnostic plus prompt, plus facile & moins incertain. Quand on voit sortir de la vulve une tumeur pyriforme qui ne laisse circulairement aucun interstice entr'elle & le vagin ; que cette tumeur est parsemée de plusieurs petits trous, qui donnent périodiquement du sang dans les personnes encore reglées ; de plus, quand le pédicule de cette tumeur est creux & par conséquent élastique, parce qu'il n'est formé que par la duplicature du vagin renversé & replié sur lui-même ; quand la direction du canal de l'urette est changée & suit de plus en plus la ligne perpendiculaire du corps à mesure que la tumeur s'avance hors du vagin ; ce font autant de dégrés qui conduifent à la certitude de cette maladie.

Accidens.

Les accidens varient , felon les différentes caufes & les divers états de ces maladies.

1.° L'agacement des nerfs & le tiraillement des ligamens font les fuites néceffaires des déplacemens de la matrice & du vagin ; & la préfence de la matrice dans ce canal produira la tenfion gradative dont nous avons parlé.

2.° L'engorgement de la matrice, à quelque caufe qu'on l'attribue, produit l'atonie & la dilatation des vaiffeaux, la ftafe & la perverfion des liqueurs, des ulceres, des fuppurations, & même la gangrêne.

3.° La diffurie fera relative à la portion de veffie entraînée, à la compreffion de fon col & à la courbure de fon canal. Souvent dans les Defcentes com-

plettes, l'urine, en s'écoulant par re-
gorgement le long de la tumeur, y porte,
par son acrimonie, des phlogoses, des
ulcérations quelquefois profondes, &
tous les maux qui en sont les suites.

4.° La distension & l'irritation des
fibres, la compression des nerfs & des
vaisseaux, seront accompagnées d'in-
flammation, de fièvre, de délire, de
convulsions & de sueurs froides.

Les pertes de sang excessives, suites
des tiraillemens du placenta & de l'in-
version de la matrice, occasionneront
des syncopes, tous les maux ci-devant
décrits, & la mort même, si l'on n'y
met ordre par une prompte réduction.

Différences.

Ces tumeurs diffèrent entr'elles de
plusieurs manieres, &, comme nous l'a-
vons dit, c'est tantôt le vagin, tantôt
l'orifice de la matrice, & tantôt son fond,
qui commence la maladie. Ces différen-
ces sont, ce semble, assez bien détaillées

dans les signes que nous avons établis.

Elles different encore des autres tumeurs qui ont le même siége & quelquefois la même forme ; je veux parler des polypes vaginaux ou utérins.

Le polype vaginal est assez distingué de la chûte du vagin, en ce que le polype est lisse, poli, & tient par un pédiale fort mince à un point quelconque du vagin ; il est d'une consistance ferme & renitente, & ne souffre point de réduction.

La chûte du vagin, au contraire, présente une tumeur ridée, inégale, formant à son extrémité une ouverture qui permet l'accès du doigt, & souffre, ou tout au moins a pu souffrir la réduction.

La Descente incomplette de l'orifice de la matrice est aisée à distinguer du polype, en ce que la Descente de matrice a une ouverture à son extrémité, & le polype n'en a point.

Le polype est plus large à sa partie

inférieure, & dans la Defcente dont nous parlons, c'eft la partie inférieure qui eft la plus étroite.

Enfin, cette Defcente fouffre la réduction & le peffaire, tandis que le polype ne permet ni l'un ni l'autre.

Le fond de la matrice tombé dans le vagin, differe du polype utérin parvenu au même dégré, en ce que dans le polype la tumeur va en diminuant depuis l'extrémité globuleufe qu'elle forme dans le vagin, jufqu'à l'endroit le plus profond, où il foit poffible de porter le doigt.

Dans la Defcente de matrice, depuis l'extrémité qu'elle préfente dans le vagin jufqu'à fon orifice, elle va toujours en augmentant, & forme un bourrelet que le polype ne forme pas; le plus gros polype ne change rien à la direction de l'orifice de la matrice, & ne le dilate que légérement; la Defcente, au contraire, le dilate beaucoup, & le déjette de côté ou d'autre. La Defcente rentre ou a

rentré autrefois, & le polype ne rentre
jamais.

L'Hernie complette du fond de la
matrice a, comme le polype, une forte
de pédicule, avec cette différence que
le pédicule de l'Hernie est plus gros,
plus élastique; le pédicule du polype est
moins gros & d'une consistance plus so-
lide : le polype laisse toujours un vuide
dans le contour du vagin, & la Des-
cente n'en laisse aucun.

Prognostic.

Le prognostic des Descentes de la ma-
trice & du vagin est relatif aux différens
états de ces maladies & à leurs especes.

Le relâchement du vagin n'est pas in-
curable ; mais son inversion est de tou-
tes les Hernies de la matrice la plus opi-
niâtre & la plus rebelle aux remedes.

Les Descentes de la matrice font fort
incommodes quand elles sont descen-
dues dans le vagin : mais en quelqu'état
que soient ces tumeurs, tant qu'on peut

lés réduire, elles ne font pas fans efpoir de guérifon, & fouvent même la grof-feffe peut y devenir favorable ; l'on a vu des perfonnes qui s'en font trou-vées guéries.

La chûte ou précipitation du fond de la matrice eft dans le même cas ; mais quand elle doit fon exiftence au tirail-lement du placenta, ou à la mauvaife manœuvre de l'accouchement, elle eft prefque toujours mortelle, fi elle n'eft réduite auffi-tôt.

Quand les Defcentes de matrice font devenues complettes, l'urine, fi l'on n'y prend garde, tend à s'écouler le long de la tumeur ; fon âcreté y produit des ul-cérations, quelquefois la gangrêne, & la maladie devient mortelle. On a vu dans certaines femmes ces tumeurs re-couvertes d'une efpece d'épiderme, qui les rendoit plus infenfibles à l'air exté-rieur & au contact de l'urine. Ces ma-lades ont été affez heureufes pour porter

toute leur vie ces tumeurs, fans qu'il leur
en fût arrivé rien de facheux. Mais ces
exemples font rares : le plus fouvent fur-
viennent des déviations des regles, leur
fuppreffion, des pertes blanches ou rou-
ges, la ftagnation des liqueurs, l'épaif-
fiffement du corps même de la ma-
trice, des gonflemens confidérables qui
rendent la maladie fort compliquée &
fort dangereufe.

Toutes chofes égales d'ailleurs, cette
maladie eft plus aifée à guérir quand elle
eft incomplette, que quand elle eft com-
plette; quand elle eft récente, que quand
elle eft ancienne; dans un fujet bien
fain & bien conftitué, que dans une
femme attaquée de virus fcorbutique,
fcrophuleux, &c.

Cure.

Remettre les parties dans leur fitua-
tion naturelle & les maintenir réduites,
c'eft tout l'objet de la curation. Avant
de tenter la réduction de ces tumeurs,

il fera à propos, 1.º de fare uriner la malade par le fecours de l'art, fi la nature s'y refufe.

2.º De débarraffer, par quelques lavemens les inteftins, & fur-tout le rectum des groffes matieres qui peuvent y féjourner.

3.º De recommander à la malade de s'abftenir, autant qu'elle pourra, pendant la réduction, des fortes infpirations & des cris ou des plaintes qui pourroient les déterminer.

4.º De la faire coucher fur le dos les feffes plus hautes que le tronc & les cuiffes écartées. Enfuite le Chirurgien aura foin d'imbiber d'huile les doigts qui doivent opérer : fi c'eft le vagin, qui eft entierement renverfé, il a dû entraîner à fa fuite la matrice ; dans ce cas ; on repouffera d'une main l'orifice de ce vifcere, & de l'autre les parties forties, en commençant par la bafe de la tumeur ; on fe pourvoira d'une aide, s'il eft néceffaire.

Si c'étoit l'orifice qui fût descendu, & que le vagin fût en tout ou en partie dans sa situation naturelle, il faudroit faire prendre à la malade la position ci-dessus prescrite, & exécuter le même manuel.

Enfin, si c'est une inversion complette de la matrice, il faut d'une main repousser son fond avec l'extrémité des doigts, jusqu'au-delà même de l'orifice de ce viscere, si cela est possible ; arrivé à ce point, on retire les doigts successivement, parce que sans cette précaution, les parties resortiroient ; & avec cette précaution même, l'on n'est pas toujours à l'abri de cet inconvénient.

Si l'orifice de la matrice n'est pas assez dilaté pour permettre l'introduction de tous les doigts, quand on a conduit les parties jusqu'au bord de cet orifice, on acheve l'opération seulement avec un ou deux doigts.

Il est bien plus facile d'empêcher le

renverfement de la matrice pendant l'accouchement, qu'il ne l'eft d'y apporter, remede lorfqu'il exifte. C'eft pour cette raifon qu'on doit prendre les plus grandes précautions dans l'extraction du placenta, pour ne pas entraîner avec lui la matrice. De quelque maniere que ce renverfement ait eu lieu dans l'accouchement, il faut fe préparer à une prompte réduction, fi l'engorgement n'y met obftacle. Le délai eft ici mortel, on n'en a que trop d'exemple funeftes. Il vaut mieux faire rentrer la matrice avec quelque violence, que de la laiffer audehors. Ce n'eft pas qu'on n'ait vu quelques femmes en rechapper, lors même que ces tumeurs n'ont pas été réduites à temps ; mais ce n'eft pas une raifon pour temporifer dans un événement où l'alternative eft de cette importance.

La malade, après la réduction, fera mife à la diéte la plus exacte ; on fe gardera de lui donner des potions aftric-

tives ou fortifiantes ; celles-ci occafion-
neroient un nouveau renverfement ;
celles-là une fuppreffion des lochies.

Mais ces moyens ne font pas toujours
admiffibles ; la tenfion, l'engorgement,
l'inflammation de la partie s'oppofent à
la réduction ; c'eft le cas de recourir aux
lavemens émolliens, à l'application ré-
pétée d'une flanelle trempée dans une
décoction émolliente auffi chaude qu'on
pourra la fupporter, fur toute l'étendue
du bas-ventre & fur la tumeur même,
fi elle fort du vagin. On peut fubftituer
à ces fomentations les cataplames de
même nature, appliqués entre deux lin-
ges ; l'effet en fera plus durable & la cha-
leur plus conftante. On tirera auffi de
grands avantages des potions huileufes
& calmantes, & des faignées répétées,
felon l'âge, le tempérament, les forces
de la malade. Pendant les fyncopes qu'el-
les ameneront, on fera de nouvelles ten-
tatives de réduction. La gangrêne feroit-

elle redouter ses approches, si la réduc-
tion réussit, les injections antiseptiques
feront alors plus d'effet que tous les to-
piques imaginables, parce que la cause
du mal sera dissipée.

S'il a été absolument impossible d'ob-
tenir la réduction ; que l'inflammation
se soit terminée par la gangrêne ; ou que
la matrice cancéreuse ne laisse plus envi-
sager qu'une mort prochaine : dans ce
cas, les Auteurs en conseillent l'ampu-
tation. Les livres sont pleins d'observa-
tions qui en attestent le succès ; cepen-
dant en jettant sur la plupart de ces ob-
servations des regards attentifs, on ne
voit pas qu'elles méritent autant de con-
fiance que leurs Auteurs ont prétendu
en inspirer. Quoi qu'il en soit, il pa-
roît qu'on ne peut révoquer en doute
que cette opération a plus d'une fois
réussi : Paré en donne quelques exem-
ples concluans & dignes de foi (a).

____

(a) L. 24. chap. 48. pag. 622.

Les

Les maux, quoique très-graves, ne font pas toujours mortels. Souvent la matrice tuméfiée & épaiſſie ne forme qu'une tumeur indolente, moins dangereuſe que celle dont nous venons de parler ; mais dont la réduction eſt impoſſible, ſi l'art ne la prépare. On doit donc travailler à détendre, à fondre & évacuer ces humeurs, pour rappeller la matrice à ſon volume naturel. C'eſt ce que l'on obtient des remedes généraux, des purgatifs & des fondans légers, des demi-bains, des bains de vapeurs, des fomentations réſolutives, de la diéte & du repos. Il faut alors, ſans avoir égard aux ulcérations qui ſe rencontrent quelquefois à la matrice, en faire la réduction. Cette pratique eſt autoriſée par l'expérience ; & ſans multiplier les faits, je m'en tiendrai à la treizieme obſervation de Saviard, qui eſt très-concluante. Il y avoit à l'Hôtel-Dieu, dit cet Auteur, une femme malade d'une Deſcente

V.

de matrice qui étoit toute ulcérée ; & le
volume de la tumeur qui fortoit au-de-
hors étoit de la groffeur de la tête d'un
enfant : je lui fis des fomentations émol-
lientes & réfolutives pendant cinq ou
fix jours ; puis je réduifis la Defcente,
fans avoir égard aux ulceres , je lui mis
enfuite un peffaire de liége , lequel n'é-
tant pas capable de retenir cette groffe
maffe , je lui fis faire un peffaire d'acier ,
attaché à une ceinture par le moyen d'un
reffort qui fe recourboit jufques dans la
vulve , à l'extrémité duquel il y avoit
un petit écuffon qui retenoit la matrice
dans fon lieu naturel. Cette femme a été
fort bien guérie.

Les fecours le plus fagement admi-
niftrés ne font pas toujours efficaces : fi
la tumeur eft encore rébelle à la réduc-
tion, il ne refte plus qu'à la foutenir par
le bandage fufpenfoir & à la préferver du
contact de l'urine. Si au contraire les re-
medes ont réuffi, la tumeur étant ré-

duite, l'on aura foin de la retenir en place, en obligeant les malades à garder le lit, couchées fur le dos, le croupion plus élevé que le-refte du tronc, les cuiffes croifées, ou tout au moins rapprochées les unes des autres : c'eft alors le cas de remédier aux caufes primitives. Les indications doivent tendre à diffiper les humidités fuperflues & à donner du reffort aux parties affoiblies & relâchées : on y parvient par un régime defficatif, par la tifane des bois fudorifiques, fur chaque pinte de laquelle on ajoute un gros de crême de tartre ; par les purgatifs légérement hydragogues, foit en bols, foit liquides ; les derniers font préférables pour les perfonnes délicates, en ce qu'ils échauffent moins ; la manne, le fené, ou fes follicules, & d'autres purgatifs de cette nature fatisferont à ces indications.

On aura recours aux plantes aftringentes, telles que la racine de grande confoude, la mille-feuille, la rofe rouge, le gland, la verveine, l'herniole ou turquette, le lotier odorant, les feuilles de ciprès, la racine de prèle ou queue de cheval, le fceau de Salomon, la pilofelle : de ces plantes, on peut en choifir quelques-unes des plus efficaces pour en compofer des injections, des bains de vapeurs ; en un mot, on pourra en varier les dofes & les préparations felon l'exigence des cas.

La fituation que nous avons prefcrite ne fuffiroit pas toujours feule pour retenir les parties dans leur place naturelle ; c'eft pour cela que pendant l'ufage même des remedes, on doit en venir à l'application du peffaire.

On appelle *peffaires* les inftrumens dont on fe fert pour contenir la matrice dans fa fituation naturelle.

Ils different entr'eux par leur figure ; il en eft des pleins, des creux, des ronds, des quarrés, d'ovales, de convexes ;

en général, les formes rondes & ovales
font préférables.

Les pessaires different encore par les
matieres dont ils font composés: on en
fait de liége, d'or, d'argent, d'ivoire,
d'acier, &c.

Les pessaires de liége font des especes
d'anneaux ronds que l'on trempe dans
la cire fondue, pour en remplir les pores,
& les rendre impénétrables aux humeurs
du vagin qui ne manqueroient pas d'y
croupir & de s'y corrompre.

Les pessaires d'argent font des tuyaux
dont l'extrémité postérieure est termi-
née par un petit godet destiné à rece-
voir l'orifice de la matrice. L'humeur
filtrée dans le vagin altere cette matiere,
au point d'y former des trous dans les-
quels s'insinuent les chairs excoriées par
leurs inégalités ; d'où surviennent des
ulcéres très-rébelles, & d'autres acci-
dens de cette nature.

Une matiere moins exposée à ces inconvéniens, c'est l'or que les humeurs vaginales n'alterent point ; elle a du reste un très-grand défaut pour la plupart des malades , c'est d'être excessivement coûteuse ; mais la nature bienfaisante y a pourvu à moins de frais : l'ivoire peut tenir lieu d'or , & n'a aucun des défauts que l'on reproche au xautres matieres : on en compose des pessaires de plusieurs formes ; les uns font creux & d'une figure conique , leur base est fixée à quatre bandes ou, courroies dont deux s'attachent par-devant & deux par derriere à une ceinture destinée à cet usage.

M. Suret a inventé un pessaire recommandable par sa sûreté & sa mobilité. Il n'est, à proprement parler , composé que de deux pieces : la premiere est un anneau plat qui sert de base à trois branches convergentes jusqu'au point de leur réunion qui se fait à un pouce ou environ de l'anneau. A cet endroit est extérieurement une cavité spirale , destinée à recevoir les pas d'une vis qui se trouve à l'extrémité supérieure de la seconde piece. Cette derniere piece est une tige longue d'environ un pouce & demi, dont l'extrémité inférieure est terminée par une petite téte percée transversalement dans toute son épaisseur de deux trous qui se croisent. Ces trous reçoivent deux cordons, d'où résultent quatre chefs, dont deux viennent s'attacher à une ceinture par-devant & deux par-derriere. Ce pessaire peut être d'or, d'argent ou d'ivoire. Cette derniere matiere est celle que l'on préfere ordinairement, en ce qu'étant aussi propre que l'or, elle est moins pesante.

Il est certains pessaires soutenus au-dehors par une tige de fer mobile. Il en est d'autres qui, après une introduction facile dans le vagin, s'écartent au moyen d'un ressort & s'y maintiennent par cet écartement.

Enfin, il est une autre espece de

peſſaire élaſtique, formé par un reſſort d'acier tourné en ſpiral, qu'on recouvre de toile cirée.

Cette variété dans les peſſaires met à même de faire un choix relatif aux indications que l'on a à remplir. Malgré cela, il ſe préſente encore des circonſtances propres à exercer la ſagacité du Chirurgien. Témoin l'obſervation treizieme de Saviard, que nous venons de rapporter, dans laquelle on voit que les peſſaires ordinaires, & même ceux que l'on a inventés depuis, n'auroient peut-être pas eu de ſuccès.

CHAPITRE

CHAPITRE X.

Des Hernies du périnée.

IL y a déja près d'un siecle que l'on connoît l'Hernie de veſſie au périnée chez les femmes ; & quoiqu'elles en paroiſſent moins ſuſceptibles par leur conformation, on ne laiſſe pas de l'obſerver aſſez communément. Il ne faut pas s'en étonner : la groſſeſſe & ſes ſuites occaſionnent chez elles des ravages auxquels les hommes ne ſont pas expoſés ; auſſi ſont-ils moins ſujets à cette eſpece de tumeur : en revanche, ils peuvent l'être davantage à l'Hernie d'inteſtin ou à celle d'épiploon. On peut aſſurer en général, que ces Hernies, qui ne ſont pas ſans exemple, ſe rencontrent rarement dans la pratique : mais il n'eſt pas moins important de les connoître.

On appelle *cyſtocelle périneale,* l'Her-

nie de veſſie; *épiplocelle perinéale*, celle
d'épiploon, & *entérocelle perinéale*, celle
de l'inteſtin.

CAUSES.

Les écartemens ſubits & violens, les
ſauts, la danſe, l'exercice des armes, &c.
ſont des cauſes ordinaires de ces mala-
dies, pour peu qu'elles ſoient ſecondées
par d'autres cauſes prédiſpoſantes géné-
rales ou particulieres.

La cyſtocelle eſt occaſionnée par les
diſtenſions que ſouffrent la veſſie dans la
groſſeſſe, dans les rétenſions d'urine, ou
de toute autre maniere: par le dépla-
cement ou la compreſſion qu'elle éprou-
ve dans le baſſin de l'hypogaſtre, par
la préſence de quelques pierres enkiſ-
tées dans ſa cavité, &c.

Les déplacemens de la veſſie, la pe-
titeſſe de ſon volume pourront permet-
tre à quelque portion inteſtinale ou épi-
ploïque de ſe faire jour à travers le tiſſu

cellulaire & de pénétrer jusqu'au fond du bassin.

Diagnostic.

Ces Hernies peuvent se manifester indifféremment au côté droit ou au côté gauche du périnée, ou, ce qui est plus rare & plus difficile, sur la ligne intermédiaire, appellée *raphé*. Ce dernier cas arrivera plutôt aux hommes, par plusieurs raisons tirées de l'organisation des parties.

Par la même raison, chez les femmes, l'Hernie de vessie ne doit occuper que la partie latérale du périnée.

Les accidens qui annoncent la présence de la vessie dans la tumeur, sont à peu près les mêmes que dans les autres especes. La tumeur plus ou moins considérable est flasque & mollasse quand elle est vuide : elle fait sentir de l'ondulation lorsqu'elle est pleine. Quant à sa figure, elle est tantôt oblongue, tantôt.

ovale. On éprouve un sentiment de pe-
santeur & une douleur sourde dans la
partie, l'urine ne s'écoule que goutte à
goutte ou par jets interrompus. La cour-
bure du tronc sur le bassin & des mouve-
mens gradatifs de compression facilitent
le cours des urines & calment le mal-aise
habituel des malades ; & cela d'autant
plus sûrement, que par-là on obvie à la
distension & à la surcharge que l'accès
continuel du fluide urinaire doit causer à
la cloison formée par la réunion des fi-
bres musculaires des releveurs de l'anus
& des transverses.

L'épiplocelle ou l'entérocelle péri-
néale ne présentent, relativement au
diagnostic, rien de particulier. Ces tu-
meurs se font distinguer par les mêmes
signes que nous avons détaillés aux Her-
nies de l'aîne. On peut, pour éviter les
redites, y avoir recours.

Prognostic.

Ces Hernies font en général plus in-commodes que dangereuses. On n'a pas encore observé qu'elles soient bien susceptibles d'étranglement : mais s'il surve-noit, l'opération n'en seroit ni difficile ni redoutable. Il est vrai que la section des fibres musculaires, & le point d'appui qu'elles feroient obligées de fournir, ren-droient facile la récidive de cette Hernie.

Ces Hernies, encore nouvelles, sont fa-ciles à guérir ; celles de vessie le sont plus que celles d'intestin ou d'épiploon.

L'Hernie de vessie, chez les femmes, ne dure souvent que le temps de la gros-sesse ; alors le secours que l'on peut leur donner se réduit à procurer l'évacuation de l'urine par la sonde & la compression.

Cure.

Le premier objet de la cure est la ré-duction. Il y a deux précautions à pren-

dre pour la faire avec succès. La premiere
consiste à décharger le rectum des grof-
fes matieres par quelque lavement : la fe-
conde, de faire uriner la malade pour
donner à la veffie moins de volume, &
aux parties échappées plus de facilité
dans leur retour. Enfuite, fi c'eft la veffie,
on fait coucher la malade fur le bord de
fon lit, le baffin foulevé par un couffin
pour en éloigner les vifceres, puis l'on
procéde à la réduction, felon les régles
de l'art.

Si c'eft l'inteftin ou l'épiploon, cette
fituation eft, je penfe, infuffifante pour
les rendre à leur premier domicile ; par-
ce que la rentrée pure & fimple ne peut
être regardée ici comme une véritable
réduction ; c'eft le cas de donner la préfé-
rence à la méthode de M. Sharp, ou à celle
de Covillard, décrite *p.* 172 de ce Traité.

Il en réfulte que les parties échappées
quittent le petit baffin, entraînées par les
vifceres qui fe précipitent vers le dia-

phragme. Ensuite on se soumettra le plus
qu'on pourra à garder le lit, le bassin éle-
vé, comme nous venons de le dire.

Il seroit fort incommode & le plus sou-
vent impossible d'attendre sa guérison de
ce moyen, quelqu'avantageux qu'il soit.
C'est à l'art d'y suppléer par le bandage.
L'exécution m'en avoit d'abord paru fa-
cile. Je crus qu'une simple pelotte ada-
ptée par dessou s-cuisses, rempliroit mon
objet : mais l'expérience ne tarda pas à
me tirer de mon erreur. Il est certain
que presque toutes les attitudes du tronc
sur les cuisses font varier le périnée. Il
étoit donc nécessaire de trouver un res-
fort qui fît suivre à la pelotte toutes ces
situations, de maniere qu'elle conservât
constamment le dégré de compression
suffisant pour contenir les parties avec
exactitude. Je trouvai ce moyen dans le
méchanisme des jarretieres à ressort :
voici la maniere dont je l'exécutai.

Je fis construire une plaque ovale,

X 4

échancrée latéralement, pour permettre le rapprochement des cuisses ; elle étoit garnie de laine, & recouverte de chamois. Des deux angles obtus antérieurs de cette plaque partoient deux sous-cuisses, qui venoient aboutir de chaque côté à deux ressorts (*a*) fixés sur la ceinture ; & postérieurement aux deux autres angles étoient fixés deux sous-cuisses, dont les deux chefs libres venoient de s'attacher à des boucles posées sur cette ceinture. Ce bandage a satisfait à toutes les indications & a rempli pleinement mon attente.

Si l'on exécutoit ce bandage pour un homme, on pourroit former sur la pelotte une dépression longitudinale, en forme de gouttiere, pour éviter la compression du canal de l'uretre.

Les topiques, propres à rendre aux fibres musculaires leur ton & leur élasticité, font ici indiqués. Une attention

____

(*a*) Ce méchanisme est plus en petit, que celui que nous avons décrit pour l'exomphale.

qui n'est point indifférente pour la gué-
rison, c'est de ne pas donner le temps à
la vessie de se remplir, dans la crainte de
trop surcharger les fibres musculaires
déja affoiblies.

CHAPITRE XI.
De la chûte du fondement.

QUELQUEFOIS le boyau rectum se
renverse, & forme à l'anus une tumeur
tantôt circulaire, tantôt longue & tan-
tôt en maniere de champignon, d'un
volume plus ou moins considérable : cet
état, contre nature, est connu sous le
nom de *chûte du fondement.*

On doit à la Chirurgie moderne une
découverte importante dans la cure de
ces maladies ; c'est de nous avoir appris
que ce n'est pas toujours l'épaisseur de ce
canal qui forme la maladie ; mais seu-
lement sa membrane interne, épaissie &
détachée, qui descend plus ou moins

bas (*a*). Saviard dit avoir guéri un enfant dont le rectum, pendoit de la longueur d'un pied. On a vu de ces chûtes encore plus monftrueufes (*b*). Fabrice d'Aquapendente parle d'une chûte de fondement d'une coudée de long, & de la groffeur de deux bras joints enfemble : il ne dit pas s'il la guérit. L'obfervation de Muralte (*c*) a encore quelque chofe de plus incroyable : il dit que la femme d'un Serrurier eut, par fuite de couche, une chûte de fondement d'une aune de long, & malgré les fymptomes très-graves, ajoute-t-il, dont cette maladie étoit accompagnée, à force de foins & de peines, je n'ai pas laiffé de la guérir. Le détail de cette cure auroit été fort intéreffant, fuppofant même que l'Auteur eût exagéré de beaucoup.

____

(*a*) Obf. 14. pag. 66.
(*b*) Op. Chir. pag. 759. chap. 98.
(*c*) Ephem. *cur. nat. ann.* 1. *de cur.* 2. *obf.* 113.

CAUSES.

On place unanimement parmi les caufes primitives de cette maladie l'abondance des férofités qui abreuvent le fphincter, & les autres mufcles de l'anus affoibliffent leur reffort, & les difpofent au relâchement. Cette caufe influe fingulierement dans les enfans, comme auffi les cris continuels, & plus encore les longues féances que l'on leur fait faire fur des chaifes percées.

Dans les adultes, le tenefme, les dyffenteries, la paralyfie des mufcles releveurs de l'anus, ou la préfence d'une pierre dans la veffie, à caufe des efforts fréquens que font les malades pour rendre leur urine. Dans les femmes, la groffeffe & les accouchemens difficiles en font les caufes les plus ordinaires.

Diagnoftic.

Quand on voit dans les premiers temps autour de l'anus un bourrelet qui rentre

& fort fucceffivement, fur-tout lorfque les malades vont à la garderobe, on peut dire que cette maladie eft une chûte de fondement, ou, pour parler le langage vulgaire, chûte de fiége. Le relâchement augmenté, la tumeur s'allonge infenfi-blement, & parcourt fouvent, quand on n'y apporte pas remede de bonne heure, les dégrés que nous avons ci-devant dé-crits. D'autres fois la tumeur, au lieu de s'allonger, groffit confidérablement fous la forme d'un champignon.

Quand ces tumeurs acquiérent une certaine longueur, elles produifent des dérangemens d'eftomac & des vomiffe-mens, fans doute par les tiraillemens que la chûte occafionne à ce vifcere. Cette maladie a des caracteres affez dif-tinctifs, pour ne pas en impofer aux per-fonnes tant foit peu inftruites : au refte, les différences que nous allons déduire rendront encore plus lumineux fon dia-gnoftic.

Différences.

Ces tumeurs different par les parties qui les forment, par leur volume & par leurs formes différentes.

1.º Par les parties qui les forment : les unes sont formées par la membrane interne, d'autres par toute l'épaisseur du calibre intestinal. Si la tumeur est formée par la présence de toutes les membranes du rectum, il doit s'ensuive un déplacement de parties dans l'endroit où cet intestin est adhérent au vagin. Si, au contraire, la membrane interne fait la Descente, il est vraisemblable que l'on trouvera la matrice & le vagin dans leurs situations naturelles.

2.º Par leur volume : il en est de petites, de moyennes & de très-grosses.

3.º Par leurs formes : on peut voir ce que nous en avons dit au commencement de ce chapitre.

Elles different encore des autres tu-

meurs qui surviennent au même endroit :
des hémorroïdes, par exemple, en ce
que la tumeur formée par la chûte de
l'anus est lisse, unie, &, à quelque dégré
qu'elle soit parvenue, elle laisse, à son
extrémité, une ouverture qui peut ad-
mettre le doigt. Les hémorroïdes arri-
vent à la marge de l'anus, dans un point
seulement, jamais, ou presque jamais,
tout autour : leur base est large, & la
forme irréguliere, inégale dans sa super-
ficie, & jamais elles n'ont d'ouvertures
à leur extrémité, à moins qu'elles ne
soient ulcérées : mais alors l'anus restant
toujours ouvert à côté, il est aisé de les
différencier. 2.º Elle differe du polype,
en ce que, 1.º le polype n'a point d'ou-
verture à son extrémité, & la chûte du
rectum en a une. 2.º Le polype permet
circulairement à sa base l'introduction
du doigt dans le rectum, & la chûte du
rectum ne permet cette introduction
qu'à son extrémité.

Prognostic.

Il faut suivre la maladie dans ses diffé-
rens états, pour en déduire le prognos-
tic exactement. Dans le premier état, la
maladie n'a rien de dangereux, & l'on
en obtient assez sûrement & facilement
la guérison, & on en guérit même de
très-considérables lorsque l'on peut par-
venir à les réduire : mais quand l'action
des muscles étrangle la tumeur à sa base,
& comprime les vaisseaux qui vont s'y
distribuer ; cet accident ne manque gué-
res de produire la stagnation des li-
queurs, des hémorragies, des inflam-
mations & des gangrênes mortelles. La
guérison de cette maladie est très-diffi-
cile quand elle est accompagnée d'hé-
morroïdes, ou lorsqu'elle dépend de la
paralysie des muscles, & l'on n'a alors
d'autre ressource palliative que le ban-
dage.

Les indications curatives fe réduifent, comme dans les autres Defcentes, à faire rentrer les parties dans leur ordre natu-rel & à les y maintenir.

La réduction n'eft pas difficile dans les enfans, ni dans les adultes, lorfque le boyau ne forme encore qu'un bourre-let circulaire ; à moins qu'il ne fe trouve tuméfié ou enflammé, comme cela ar-rive quelquefois ; alors il faut commen-cer par détendre & relàcher, par le moyen des faignées & des fomentations émollientes fur la tumeur : il convient auffi de débarraffer le ventre des groffes matieres par les lavemens.

D'après cela, fi c'eft un enfant, on le placera fur les genoux d'une perfonne, le ventre à plat, les jambes pendantes, mais foutenues & fixées pour empêcher leurs mouvemens ; puis on fera rappro-cher les feffes l'une de l'autre ; on em-braffera

braffera la tumeur avec deux doigts de
chaque main, & les doigts indicateurs
repouffant les parties du dehors en de-
dans, on obtiendra la réduction : pour
les adultes, il s'agit de les faire coucher
fur le bord d'un lit, les pieds à terre &
exécuter la même manœuvre.

D'après la pofition obfervée, fi le
boyau étoit forti en long, il faudroit
introduire un dogit dans l'extrémité de
la tumeur, & faire avec les autres des
mouvemens qui tendiffent à diriger de
dehors en dedans les parties forties vers
l'anus : on ôte fucceffivement les doigts,
& à mefure que l'on en ôte un, l'on
maintient la portion rentrée avec d'au-
tres.

Il n'eft pas toujours poffible d'exécu-
ter feul la réduction des chûtes longues
& confidérables. Tel eft le cas de Saviard:
après plufieurs tentatives inutiles, il fut
contraint de fe faire aider par un de fes
confreres, & un éleve de l'Hôtel-Dieu,

qui, ayant l'un & l'autre leur main garnie d'un linge doux & délié, retenoient des deux côtés les portions de cet inteftin forties, tandis qu'il les repouffoit en dedans, & cette réduction ne put fe faire qu'en un affez long efpace de temps : enfuite il introduifit dans l'anus une groffe tente enduite d'un topique aftringent, une compreffe en huit doubles par-deffus, & le bandage en T.; on ôtoit la tente, & l'on comprimoit les côtés de l'anus toutes les fois que le malade alloit à la felle : l'on mit en ufage les injections de vin aftringent avec des compreffes trempées dans la même liqueur, & le malade fut heureufement guéri.

Cette pratique eft excellente quand l'inteftin eft fain & en bon état ; mais elle n'eft plus admiffible lorfque la tumeur eft confidérablement tuméfiée & prête à tomber en gangrêne. C'eft le cas qui a décidé quelques modernes à en propoſer l'amputation, que des exemples heureux autoriſent, lorſque l'on eſt bien aſſuré que la membrane interne ſeule eſt intéreſſée dans la tumeur. La circonſtance eſt aſſez délicate pour ne rien hazarder ſans le conſeil des Chirurgiens habiles & expérimentés. On voit quelquefois échouer les remedes les mieux indiqués dans la cure de ces maladies : il n'y a alors d'autre parti à prendre, que celui de vivre avec ſon ennemi : tout ce que l'art peut faire, c'eſt de le rendre plus ſupportable, & c'eſt par le bandage que l'on y réuſſit ; mais le bandage le mieux fait ne diſpenſe pas des fonctions naturelles. Toutes les fois donc que le malade voudra aller à la ſelle, il n'a pas de poſition plus favorable à garder, que de ſe tenir debout, en contenant les côtés du fondement avec deux doigts. Ce moyen, tout diſgracieux qu'il paroît, eſt préférable à toutes les machines que l'on a inventées à cette fin.

M. Suret a compofé pour cette mala-
die un bandage, que M. Suë a très-bien
décrit. Ce bandage eft compofé d'une
ceinture garnie d'environ trois ou qua-
tre pieds de long, ou plus, s'il eft nécef-
faire. A la partie moyenne & poftérieure
eft placée une piece de fort cuir, de fi-
gure pyramidale, de trois pouces envi-
ron de bafe, & longue de quatre. Elle
doit être garnie & matelaffée du côté
qui porte fur la chair.

Sur cette piece de cuir eft adaptée
une efpece de petite boîte de fer blanc,
de figure un peu octogone, d'environ un
pouce & demi de diametre, & recou-
verte fimplement de peau. Cette petite
boîte renferme un reffort fpiral, où ré-
pondent deux cordes à boyau qui abou-
tiffent à une petite laniere de cuir qui fe
trouve renfermée dans une efpece de
canal, formé par la piece antérieure de
fort cuir, & la peau qui couvre la partie
poftérieure. L'extrémité inférieure de

la laniere est cousue à une tige d'acier élastique un peu recourbée, d'environ quatre ou cinq pouces. Cette bande d'acier est garnie & revêtue de peau à son extrémité inférieure ; à la distance d'un demi-pouce est adaptée une piece d'ivoire creuse, dont le rebord saillant, de deux lignes, est garni de deux pas de vis en dehors pour recevoir une autre piece d'ivoire aussi creuse, de figure ovale, longue d'environ un pouce, & d'un demi-pouce de diamettre, qui doit entrer dans l'anus & le soutenir. Cette seconde piece d'ivoire doit être trouée dans le milieu de sa partie supérieure & dans sa circonférence pour le passage libre des vents. A l'extrémité inférieure de la tige, sont cousues deux lanieres de fort cuir, garnies de peau, qui font l'office des sous-cuisses, & vont se fixer, l'un d'un côté, & l'autre de l'autre, à deux boucles, qui, pour cet effet, ont été placées vers la partie moyenne, droite

& gauche de la ceinture, qui fera elle-
même fixée par une courroie à une bou-
cle qu'on aura placée dans l'extrémité
qui répond au côté gauche.

CHAPITRE XII.

Des Hernies des lombes & des échan-

crures ifchiatiques.

L'HERNIE lombaire peut furvenir en-
tre la derniere fauffe-côte & la crête de
l'os des îles, à l'endroit où le mufcle
oblique externe n'eft attaché que par un
tiffu cellulaire. Barbette (*a*) eft le pre-
mier & le feul, que je fache, qui pa-
roiffe avoir connu cette efpece de tu-
meur. L'expérience, dit cet Auteur,
m'a appris que le péritoine peut fe rom-
pre auffi à la partie poftérieure vers le
dos, & y former Hernie.

____

(*a*) Chir. Pap. 7. pag. 33.

La premiere & la seule description exacte que nous ayons de *l'Hernie des échancrures ischiatiques*, se trouve dans une lettre adressée à M. Haller (*a*) : on y lit qu'une paysanne, âgée de cinquante ans, portoit depuis long-temps une tumeur très-considérable, qui s'étendoit depuis l'anus jusqu'au gras de la jambe. On découvrit, après la mort de cette femme, que c'étoit une Hernie formée non seulement par une portion de l'épiploon, par les intestins jejunum & ileum avec le mésentere qui les suivoit, mais encore par le cœcum, la partie inférieure du colon & une portion du rectum. Ces parties étoient sorties par une des ouvertures latérales du bassin, nommées *échancrures ischiatiques*, en se glissant sous les ligamens sacro-sciatiques : le ventricule occupoit le milieu du ventre ; il étoit situé longitudinale-

____

(*a*) *Papen. Epist. ad* Haller *de Hernia dors.*

ment : & le duodenum s'avançoit vers l'orifice du fac de l'Hernie. J'ai tiré cet extrait des Mémoires de l'Académie de Chirurgie (*a*), ainfi que le fuivant : feu M. Bertrandi, membre du College royal de Chirurgie en l'Univerfité de Turin, a vu dans deux fujets, une Hernie formée du côté droit par l'inteftin iléon feulement, dont une portion s'étoit échappée par les ouvertures dont nous venons de parler.

Voilà à quoi fe réduifent les connoif-fances que l'on a de cette Hernie, qui, comme l'on voit, eft très - rare. Je n'ajouterai rien à ce que je viens de rapporter, ne l'ayant jamais obfervé dans la pratique.

(*a*) Tom. 4. *in*-12. pag. 2.

CHAPITRE XIII.

CHAPITRE XIII.

De l'Hydrocele.

L'HYDROCELE est une grosseur causée par une certaine quantité d'eau amassée dans une partie.

Les bourses font les parties où cet amas se fait le plus communément : cependant il s'en forme quelquefois au nombril ; il en survient même aux femmes dans les lévres de la partie. J'en ai vu dans les plis des cuisses aux hommes & aux femmes, aux endroits où viennent les Hernies de ces parties : ces cas, à la vérité, font fort rares.

Il y a deux fortes d'hydroceles ; l'une que l'on nomme hydrocele par infiltration, l'autre que l'on nomme hydrocele par épanchement.

L'hydrocele par infiltration est celle dans laquelle la férosité du sang s'infinue dans le tiſſu des parties. Celle-ci a deux eſpèces différentes : elle n'arrive guère qu'aux bourſes dans les hommes, & dans les lèvres de la partie naturelle aux femmes.

Dans la premiere eſpèce , l'eau ne s'infiltre que, quelquefois, dans la peau des bourſes, & dans les muſcles , commun à l'une & à l'autre, que l'on nomme *dartos*. Cette eſpèce d'hydrocele eſt fort ordinaire aux enfans ; les perſonnes qui ne s'y connoiſſent pas, la prennent pour des vents, lorſque ſa ſéroſité eſt ſeulement infiltrée dans le muſcle, & non pas dans la peau.

Seconde eſpèce d'hydrocelle par infiltration.

Quelquefois auſſi elle eſt ſeulement infiltrée dans la ſubſtance celluleuſe de la gaîne des vaiſſeaux ſpermatiques. Cette infiltration conſtitue la deuxieme eſpèce d'hydrocéle. Elle a cela de particulier, qu'elle peut venir de l'intérieur du ventre, & s'infiltrer de cellules en celule tout le long de la gaîne des vaif-feaux fpermatiques.

Elle eft fort commune aux enfans à l'âge de deux, trois & quatre ans : les adultes y font plus rarement fujets ; elle caufe quelquefois de l'équivoque, quand on ne la diftingue pas bien des Hernies vraies, en ce qu'elle difparoît quand les malades font couchés, ou lorf-qu'en comprimant la gaîne des vaiffeaux fpermatiques, comme une veffie dans laquelle il y a une certaine quantité d'eau, l'on ramene, par une compreffion égale, l'eau du fond vers le haut.

Dans la troifieme efpèce d'hydrocele par infiltration, les férofités s'infinuent non-feulement dans la peau des bour-fes, mais auffi dans toutes les parties voifines.

Les caufes de l'hydrocele par l'in-filtration ne fe fait qu'aux bourfes ; elles font **internes & externes. Les internes**

viennent de la mauvaise conftitution de
toute l'habitude du corps, dont les prin-
cipes fe trouvent établis au Chapitre
premier.

Les caufes externes viennent des com-
preffions trop fortes que fouffrent les
bourfes ; il arrive quelquefois que des
enfans qui jouiffent d'un très-bon tem-
pérament, étant nés de parens fort
fains, viennent au monde avec des hy-
droceles de cette efpèce, lefquelles fon
occafionnées par la compreffion qu'ont
foufferts les bourfes entre les cuiffes en
venant au monde.

L'hydrocele par infiltration, qui s'étend
dans la peau des parties voifines des
bourfes, a pour caufe l'hydropifie dont
elle eft toujours la fuite.

Les fignes de l'hydrocele par infiltra-
tion, de l'une comme de l'autre, fe con-
noiffent fort aifément, en ce que la
peau des bourfes eft fort épaiffe, lui-
fante, & parceque l'impreffion des doigts

y reste marquée, & l'on peut apper-
cevoir la transparence d'une lumiere
à travers les bourses ; elle occupe pres-
que toujours les deux côtés des bourses,
& les deux lévres dans les femmes.

La seconde espèce se manifeste d'elle-
méme, par l'enflure de la verge & des
cuisses, &c.

Celle de la premiere espèce n'a rien
de facheux, & elle se guérit très-fa-
cilement par l'application des remedes
spiritueux, fortifians & dessicatifs : il
suffit de mettre sur les bourses des
compresses trempées dans l'eau de chaux,
à laquelle on ajoute un huitieme d'es-
prit-de-vin, ayant soin de les changer
souvent & de soutenir les bourses avec
des suspensoirs, pour empêcher qu'elles
ne soient comprimées par les cuisses.

Mais ces remedes sont absolument
inutiles dans la seconde espèce d'hy-
drocele par infiltration ; s'ils ne sont
secondées par les apéritifs & par les

purgatifs hydragogues, dont je parlerai à la suite des espèces d'hydroceles.

L'hydrocele par épanchement est un amas d'eau renfermée dans la tunique vaginale. Cette espèce d'hydrocele renferme trop de circonstances pour entreprendre de les rapporter toutes ici : je me contenterai d'en faire remarquer les différences, lesquelles se tirent des endroits qu'elles occupent, de leur nombre, de leur grosseur, & de leurs figures.

Ces différences seront suffisantes pour fixer les idées des personnes curieuses de s'instruire. Les unes sont placées au-dessus des testicules ; dans les autres, le testicule est confondu au milieu des sérosités. De celles qui se trouvent au-dessus du testicule, il y en a de longues & de rondes ; il y en a qui ont une figure pyramidale. Celles dans lesquelles le testicule est contenu sont exactement rondes.

Elles different en nombre, en ce qu'il

peut n'y en avoir qu'une d'un feul côté:
il peut auffi y en avoir deux ; il arrive
encore quelquefois qu'il y en a une,
& même deux, dans chaque côté des
bourfes ; il pourroit même s'y en trouver
davantage.

Il y en a enfin de petites, de moyennes
& de groffes.

Cette efpèce d'hydrocele vient de ce
que quelques vaiffeaux trop foibles fe
rompent, par des efforts que l'on fait,
par des coups que l'on reçoit en ces
parties ; les vaiffeaux rompus laiffent
échapper la liqueur qu'ils contiennent ;
s'ils fe rompent dans l'intérieur de la
partie de la tunique vaginale, qui eft
au-deffus du tefticule, la férofité s'épan-
che dans cette partie de la gaîne, &
ne peut aller plus loin, parce qu'elle
fe réunit au-deffus du tefticule, à moins
qu'elle ne fe divife par la grande quan-
tité de férofités qui en force les points
de réunion. Si quelqu'autre vaiffeau fe

rompt dans la partie de la tunique vaginale qui enveloppe le testicule à la surface interne de la gaîne, sa sérosité s'épanchera entre la gaîne & le testicule, par conséquent, le testicule se trouvera isolé dans l'eau.

L'hydrocele par dilatation est celle dans laquelle l'eau est contenue dans un sac particulier.

Cette espèce est fort commune : son siege se trouve tout le long du tissu celluleux de la tunique vaginale. Elle se trouve tantôt au-delà du testicule, tantôt au-dessous ; on la confond souvent avec l'hydrocele par épanchement ; c'est celle qui arrive dans le pli de l'aîne & au nombril.

Les liqueurs qui se trouvent dans les hydroceles sont de différentes natures, de différentes consistances & de différentes couleurs. L'eau qu'elles renferment est ordinairement claire, d'une couleur citronnée & mousseuse, comme l'urine, sans en avoir l'odeur ; aussi n'est-ce, a proprement parler, que la lymphe du sang ; mais la liqueur est quelquefois fort épaisse & bourbeuse ; il s'en trouve où elle est sanguinolente. Quelques Auteurs prétendent que ce défaut vient du trop long séjour qu'elle a eu dans son foyer ; mais l'expérience fait voir le contraire. J'ai percé des hydroceles de vingt-cinq ans , dont les eaux étoient claires , & sans mauvaise odeur.

Les signes des hydroceles par épanchement, c'est-à-dire , par rupture de vaisseaux , ne different qu'en très-peu de choses de ceux de l'hydrocele par dilatation. Dans l'hydrocele par épanchement, la tunique vaginale n'est jamais remplie, que l'on ne s'apperçoive d'une espèce d'ondulation que l'usage fait plus remarquer , que tous les préceptes que l'on pourroit en donner. Dans celle qui est faite par dilatation des vaisseaux,

la tumeur est toujours exactement ronde,
dure & plus résistante au toucher. Il
importe davantage de savoir la diffé-
rence qu'il y a entre les signes des hy-
droceles faites par épanchement & par
dilatation, & ceux de l'hydrocele faite
par infiltration. Dans l'hydrocele faite
par infiltration, comme je l'ai déja dit,
la peau est unie, sans rides, & elle est
très-épaisse & pâteuse; elle paroît trans-
parente comme de la corne. Dans les
hydroceles par épanchement, au con-
traire, & dans celles qui font faites par
dilatation des vaisseaux, la peau des bour-
ses conserve ses vuides; elles font moins
profondes, à la vérité, que dans l'état
naturel; mais la tumeur, si grosse qu'elle
soit, permet toujours de pincer la peau;
la transparence n'est nullement sensible,
à moins que ce ne soit dans les jeunes
sujets. Les grosses hydroceles par infil-
tration rendent la verge très-grosse;
dans les autres, la verge se retire à

mesure qu'elles grossissent, & elle se perd dans les grosses totalement : une seule hydrocele remplit toujours les deux côtés des bourses, quoiqu'elles soient séparées en deux parties par une ligne que l'on nomme *raphé.* En ce cas, cette ligne s'efface, si l'hydrocele est fort grosse ; la direction qu'elle prend dé- note le côté de l'hydrocele, laquelle est toujours du côté opposé à celui où est déterminé le raphé ; quand il y a hy- drocele des deux côtés des bourses, le raphé les partagent en deux parties très-distinctes.

Les signes qui font connoître l'hydro- cele qui vient aux lévres, au pli de l'aîne & au nombril, qui ne font pas par infiltration, font la dureté, l'élasti- cité, la rondeur & la facilité que l'on à a pincer la peau.

Quoiqu'il soit très-difficile de guérir les espèces d'hydroceles par le moyen des remedes, & que l'on soit presque toujours obligé d'en venir à l'opération pour en obtenir la cure : cependant il y en a beaucoup qui guériffent par l'ufage des topiques & des purgatifs hydragogues, fur-tout quand elles ne font pas fort anciennes.

L'intention que l'on doit avoir eft d'en procurer la réfolution, en faifant diffiper une partie de l'eau par la tranfpiration, & en procurant à l'autre partie la facilité de rentrer dans les voies de la circulation : l'on pourra fe fervir très-utilement des remedes fuivans, ils m'ont réuffi dans des cas où il étoit difficile de fe promettre d'heureux fuccès ; mais il faut convenir qu'ils m'ont manqués dans d'autres.

Il faut toujours commencer par faigner le malade, s'il y a indication, c'eft-à-dire, s'il eft fort fanguin ; il fera purgé, le lendemain de la faignée, avec l'arcanum duplicatum, où avec la poudre du Comte de Warvick, dans un demi-

bouillon gras ; on la donne à la quan-
tité de quinze grains jusqu'à quarante
ou cinquante, suivant l'age où la force
du malade ; on récidivera la purgation
tous les huit jours ; dès le lendemain
de la premiere purgation, on apliquera
le cataplasme suivant.

℞. *Prenez des quatre farines résolu-*
tives, une livre : des poudres de
cumin, de roses, de camomille &
de melilot, de chacune deux onces :
un nid d'hyrondelles, de la racine
d'althœa, & des figues grasses, de
chacune deux onces : de la gomme
ammoniac, & de la fiente de pigeon,
de chacune deux onces.

L'on mettra en morceaux le nid,
& on le fera bouillir avec la racine
d'althæa, & les figues dans six livres
d'eau, réduites à quatre ; l'on passera
le tout dans un tamis, & l'on écrasera
le tout : l'on remettra l'eau sur le feu,
après avoir délayé les farines, & on

les fera cuire, en remuant toujours
jufqu'à ce qu'elles foient en bouillie ;
l'on y mélera enfuite les poudres & la
gomme, qu'on aura fait diffoudre dans
le vinaigre ; quand le tout fera bien
mélé, on le retirera du feu. Il faut con-
tinuer ce cataplafme pendant un mois:
ayant foin de le changer deux fois le
jour, & de le foutenir avec un fuf-
penfoir. L'on fubftituera à la place du
cataplafme, l'emplâtre fuivante.

℞. *Prenez de l'emplâtre de gratia Dei,*
de Paracelfe, de diabolanum, de ce-
lui pour les loupes de Charas, de
mufilages, de chacune une once : de
poix noire, & de l'huile d'afpic, de
chacune deux onces.

Faites fondre le tout dans une baffine,
fur un feu doux, en remuant fans ceffe.
Dès que tout fera fondu, retirez-le du
feu, & continuez à remuer jufqu'à ce
que le mélange foit refroidi.

L'on applique une emplâtre fur l'hydrocele qui puisse l'envelopper de toutes parts.

L'on continuera l'emplâtre jusqu'à la fin de la guérison ; si l'on s'apperçoit, au bout d'un mois d'une diminution marquée ; sans quoi il seroit inutile de le continuer. On le changera de quatre en quatre jours, & le malade sera purgé tous les huit jours, comme je l'ai dit ci-dessus.

Après l'usage de ces remedes, si l'hydrocele est tout-à-fait guérie, le malade appliquera sur ses bourses, pendant huit ou quinze jours, une compresse trempée dans la liqueur suivante :

℞. *Prenez deux poignées de feuille cyprès, deux livres de gros vin rouge.* Faites bouillir l'un & l'autre jusqu'à diminution de moitié, passez ensuite la liqueur dans un linge pour la garder dans une bouteille. Le malade doit garder le suspensoir long-temps après la guérison.

Si ces remedes ne réuffiffent pas, il faut s'en tenir à la cure palliative, ou à la cure radicale. Ces deux cures, dépendantes des opérations de la Chirurgie : l'une en perçant la bourse, pour faire sortir l'eau ; l'autre en l'ouvrant dans toute sa longueur, pour consommer le kiste qui renferme l'eau.

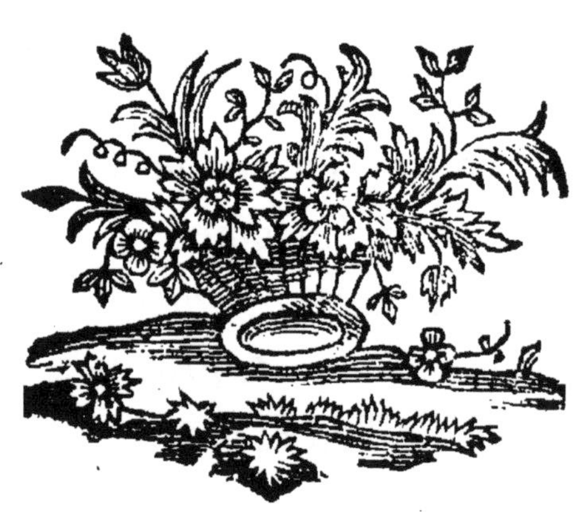

CHAPITRE

CHAPITRE XIV.

Des difformités des jambes & des pieds des enfans, & des moyens de les réparer.

LE mouvement est nécessaire à tous les âges, & encore plus à l'enfance ; il est l'ame de la nature ; c'est un droit qu'elle réclame pour les enfans avant que la raison puisse leur en prescrire la nécessité, & que leur langue puisse le demander. Pour se convaincre de cette vérité, il ne faut qu'écouter les cris plaintifs d'un enfant comprimé dans les bandes & le maillot. Quel parti prend la nourrice pour l'appaiser ? Elle lui présente son sein, il est refusé, & les cris continuent : elle l'agite sur ses genoux, il commence à s'appaiser : on le débarrasse de ses liens, il s'agite lui-même avec délices, la sérénité se peint sur son visage & dure autant

que la liberté. Il vous follicite donc par
fes cris, quelles que vous foyez, meres
ou nourrices, à rompre les liens de fon
efclavage ; quel langage plus intelligible
attendez-vous de lui ? Pourquoi l'expo-
fer inhumainement à ces demandes dan-
gereufes pour lui & importunes pour
vous ? Enveloppez mollement fes petits
membres fans en contraindre les mou-
vemens. Prétendez-vous empécher par
ces entraves les difformités ? ce n'eft le
plus fouvent qu'à ces foins déplacés qu'il
les doit. La nature en fait plus que vous:
laiffez lui perfectionner fon ouvrage.
Vos bandes compreffives contournent
fes petits membres délicats & en per-
vertiffent la forme : fes cris lui donnent
des Defcentes, ou au moins les entre-
tiennent s'ils ne les augmentent pas.
Quelle foule de maux vos foins cruels
ont fait naître ? Vous avez voulu maî-
trifer la nature, lui apprendre ce qu'el le
avoit à faire ; elle a fait tout le contraire.

Aux liens de toile que vous donniez à
l'enfant, l'art va bientôt en substituer
d'autres de fer pour réparer vos torts
Heureux encore l'enfant que vos atten-
tions imprudentes n'exposent pas à por-
ter ces difformités toute sa vie !

Déja votre éleve annonce de la vi-
gueur ; quelques mois se sont écoulés,
on croit qu'il est temps de faire l'essai de
ses jambes & de ses forces. C'est ici qu'il
faut redoubler d'attention : ses jambes
commencent à se mouvoir & à transpor-
ter le corps ; mais trop flexibles encore,
elles se refusent à ce fardeau ; si vous n'y
prenez garde, les genoux vont se tou-
cher, s'appuyer l'un contre l'autre ; ses
jambes se courberont, ou ses pieds pren-
dront une forme vicieuse : à cet aspect,
la raison dicte la nécessité de suspendre
cet exercice trop précoce, ou au moins
de ne pas laisser votre enfant des jours
entiers dans un charriot, l'instrument
de tous ses maux, ou entre les mains

d'autres enfans, le plus souvent incapables de le soutenir.

Si les difformités dépendent des premiers soins, mal administrés ou déplacés, ce qui est encore plus ordinaire, ou d'un vice de conformation primitive, on réussit quelquefois à les réparer par des secours externes. Si, au contraire, elles doivent leur origine au rachitis ou à quelques autres vices internes, il faut les combattre par les remedes convenables : à l'usage des remedes internes, on joint celui des moyens extérieurs propres à réparer ces difformités : ces derniers moyens sont connus sous le nom de *bottines*.

Les bottines sont simples ou composées : leur matiere & leur forme varient : on en fait avec des brins de baleine ou le cuir bouilli. Celles qui sont faites de baleine sont piquées à la maniere des corps de femme. On dispose les brins de baleine, plus ou moins forts, à l'endroit de la difformité : chaque bottine est garnie

d'une piece d'acier demi - circulaire ,
qu'on appelle *genouillere* : par le moyen
d'une charniere , on rend cette génouil-
lere mobile, de façon à permettre la li-
berté des mouvemens au genou en de-
vant , mais à le borner , fur-tout à la
partie latérale interne : vers le pied , eft
une efpece d'étrier fixé fur le côté ex-
terne par une boucle.

Cette piquûre eft plus ou moins ma-
telaffée en dedans, de laine, ou du coton
aux endroits qui fouffriront le plus de
compreffion , pour ne pas contondre les
parties en voulant les redreffer. Ces bot-
tines peuvent fuffire aux enfans du pre-
mier âge , ou dans les difformités légé-
res & commençantes.

Il y en a d'autres plus folides ; elles
font de trois pieces : le corps de la bot-
tine eft compofé de deux lames jumelles
d'acier, d'environ un pouce de large ,
& d'une longueur proportionnée à celle
de la jambe de l'enfant ; deux autres

lames demi-circulaires placées fur le devant vers les extrémités, vont fe fixer latéralement aux lames dont nous venons de parler.

La feconde piece eft compofée de deux bandes d'acier, inégales en grandeur ; celle qui eft deftinée à la face interne de la cuiffe eft plus longue d'environ un pouce. A ces bandes font fixées comme aux précédentes, deux autres lames demi - circulaires : cette feconde piece eft attachée à l'extrémité des lames jumelles du corps de la bottine, par un clou rivé, qui laiffe la pleine liberté des mouvemens du genou. A chacune de ces deux pieces s'attachent, fur la partie poftérieure de la jumelle interne, deux larges courroies, qui entourent la jambe & la cuiffe poftérieurement, & viennent fe fixer à des crochets qui fe trouvent fur la jumelle externe.

J'ai quelquefois ajouté, du côté de la courbure, une feconde piece d'acier plus ou moins longue , qui me permettoit , au moyen d'une vis qui les traverſoit , de graduer la preſſion en différens temps , ſelon le beſoin. C'eſt à peu près le méchaniſme du tourniquet de M. Petit , le Chirurgien.

On obſervera de garnir toutes ces pieces mollement , ſur-tout aux endroits des courbures & des condyles , & de les recouvrir de chamois.

Enfin, la piece inférieure eſt deſtinée à fixer le pied en traverſant le talon du ſoulier : c'eſt une eſpece d'étrier fixé par une charniere, au moyen de laquelle, les mouvemens du pied ne ſont pas gênés

Les difformités des pieds demandent encore des bottines particulieres ; mais n'en décrire qu'une ſeule eſpece, ce ne feroit rien faire. Il y a mille circonſtances où la Chirurgie eſt obligée d'appeller à ſon ſecours la méchanique la plus variée ; c'eſt pourquoi nous nous bornons aux deſcriptions que nous venons de donner, qui peuvent fournir des idées pour les bottines plus compliquées.

CHAPITRE XV.

De la maniere de prendre la mesure des Bandages.

JE destine ce Chapitre à instruire les personnes éloignées, de la meilleure maniere de dresser leur mémoire, & de prendre la mesure nécessaire pour se procurer un bandage convenable à leur infirmité.

Pour ne pas interrompre l'ordre que nous avons suivi dans cet ouvrage, nous commencerons par l'Hernie de l'estomac. Pour avoir la mesure précise de ce bandage, il ne s'agit que de prendre celle du corps circulairement, vis-à-vis l'endroit de la tumeur, avec une bande de papier: cette matiere est préférable pour cela à toute autre, en ce qu'elle n'est pas

disposée

disposée à prêter, ni à s'étendre, & que par ce moyen la mesure reste toujours juste. Il est inutile, je le dis une fois pour toutes, d'envoyer, comme font quelques personnes, cette bande dans une lettre ; il suffit de voir combien elle contient de pieds, de pouces, & spécifier tout cela dans le mémoire.

Quant aux Hernies de l'ombilic ou exomphales, on prend la même mesure que pour les Hernies de l'estomac vis-à-vis l'endroit de l'Hernie. On fera savoir en même-temps quel est le volume de la tumeur ; si elle rentre tout-à-fait, ou si elle ne rentre qu'en partie, ou point du tout.

Il sera à propos d'être instruit de la forme de la tumeur qui ne rentre point, si elle est oblongue, transverse, oblique, pour pouvoir préparer à cette tumeur ou à plusieurs, si elles existent, des cavités propres à les loger.

On ne laissera pas ignorer, s'il y a

groſſeſſe actuelle, hydropiſie, aſthme, ou toute autre circonſtance qui pourroit exiger quelque variété dans la conſtruction du bandage ; comme auſſi la conformation générale ou particuliere du ventre, la force contractile de muſcles, la maigreur ou l'embonpoint du ſujet, &c.

A l'égard de la meſure des Hernies ventrales, ce que nous venons de dire pour l'exomphale eſt ſuffiſant. En revanche, celles de l'aîne demandent plus de détail, relativement à la différente conformation de la partie & à la forme de la tumeur.

On fera ſavoir ſi le malade a les aînes déprimées, le pubis éminent, les feſſes plattes, les hanches bien marquées ; ſi elles ont quelque vice de conformation, en quoi il conſiſte ; ſi le malade boîte d'un ou de deux côtés ; s'il eſt gras, corpulent ou maigre ; s'il a la reſpiration difficile ; ſi la Deſcente eſt à droite ou à gauche ; s'il y en a une de chaque côté, dont l'une foit inguinale & l'autre crurale, ou deux du même côté, l'une bubonocelle & l'autre crurale, comme je l'ai obfervé. On dira quelle eft la plus forte, la plus volumineufe, la plus difficile à contenir ; de quel côté eft la crurale ou l'inguinale ; fi elle refte au pli de l'aîne, ou fi elle defcend dans les bourfes ; fi elle eft nouvelle ou ancienne, groffe ou petite, &c. fi elle eft compliquée d'hydrocelle, de fpermatocelle ou de quelqu'autre tumeur de cette nature.

D'après ces détails fcrupuleufement décrits, on prendra la mefure du tour du corps, en partant du côté de la tumeur. S'il y a une Defcente de chaque côté, ou deux d'un côté, on mefurera auffi l'intervalle qui fe trouve entr'elles.

La mefure pour les Defcentes vaginales ou utérines ne fe prend pas autrement que pour celles de l'aîne ; avec cette différence, qu'il faut fpécifier, autant qu'on le pourra, quelle eft l'efpece de

Defcente ; fi c'eft le vagin ou la matrice qui la forme, fi la tumeur eft groffe ou petite, complette ou incomplette, c'eft-à-dire, fi elle fe manifefte au-dehors, ou fi elle refte encore cachée dans le vagin.

Il faut favoir fi cette partie eft dilatée exceffivement, ou déchirée par quelqu'accouchement laborieux, &c.

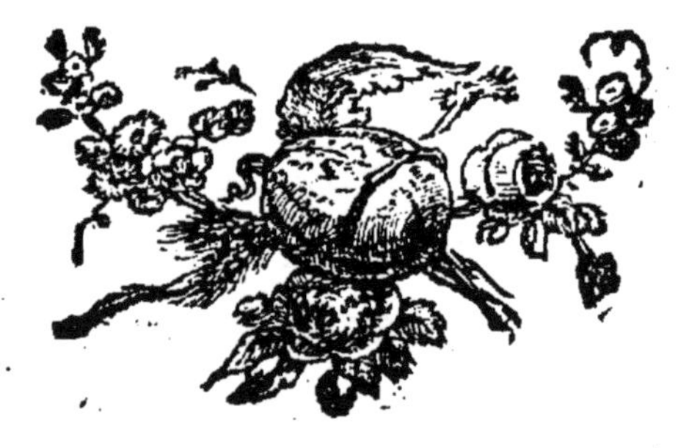

CHAPITRE XVI.

De l'application des Bandages.

LE Bandage le plus artistement fait a besoin, pour réussir, d'une application méthodique.

Nous nous bornerons à deux principes généraux, que nous avons déja posés ailleurs. C'est que, 1.° on ne doit appliquer de bandage qu'après la réduction ou rentrée des parties dans leur siége naturel.

2.° La situation horisontale du corps est celle qui mérite la préférence ; on peut dire méme qu'elle seroit plus avantageuse encore dans un plan très-incliné des pieds à la téte, parce que tous les visceres du bas-ventre tendent par-là à se porter vers le diaphragme ; il faut en excepter cependant les Hernies de l'estomac, celles de l'ombilic & les ventrales, qui occupent latéralement la même ligne.

Il n'eft pas néceffaire, je penfe, d'en déduire les raifons : on doit fentir que rapprochant les vifceres du diaphragme, on rendra ces tumeurs, qui en font voifines, plus rebelles à la réduction ; ou fi les parties font déja rentrées, on les expofera à fortir de nouveau. La fituation horifontale fur une face plane eft donc préférable dans ces cas.

La réduction faite auffi exactement qu'il fera poffible, le malade commence à appliquer la pelotte fur l'ouverture qui donnoit iffue aux parties ; enfuite il gliffe autour du corps la ceinture dont il ramene l'extrémité qui vient fe fixer par l'un de fes trous à un crochet rivé fur la plaque. Il n'eft pas néceffaire pour cela de fe foulever, comme on le recommande fi communément, fur les talons & fur les épaules, ou fur la tête ; cette attitude, en fléchiffant l'épine, donne beaucoup

de faillie au ventre ; c'eft ce qui me l'a
faite regarder comme très-défectueufe.
L'expérience m'a encore fortifié dans
cette idée ; un malade en s'appliquant
dans cette attitude un bandage fur une
Hernie inguinale, il en parut tout-à-coup
une autre de l'autre côté, dont la dou-
leur l'obligea à quitter prife.

L'on fait que c'eft toujours du côté
de la Defcente , ou du côté de la
plus forte, s'il y en a deux , qu'il faut
préfenter le Bandage qu'on veut appli-
quer : on obfervera de ferrer davantage,
fi l'on a de l'embonpoint , que fi l'on eft
maigre : on examinera s'il porte exacte-
ment par-tout & s'il ne laiffe aucun vuide,
ce qu'on fentira en paffant la main autour
du corps fur la ceinture. Dans les banda-
ges de fer & d'acier , on peut remédier
à l'excès ou au défaut de courbure , en
faifant , avec les deux pouces appliqués
fur la bande de fer, un point d'appui,
contre lequel l'on augmente & l'on di-

minue cette courbure. Il est superflu d'avertir, que si les efforts ne sont gradués lentement, on s'exposera à casser le Bandage.

Il n'en est pas de même des Bandages élastiques ; s'ils n'étoient pas moulés exactement à la forme du corps, il seroit impossible de rien changer à leur courbure, par le moyen que nous venons d'indiquer.

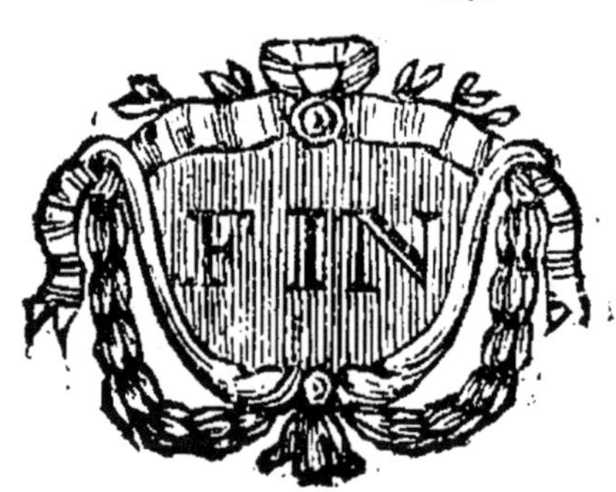

VOCABULAIRE

VOCABULAIRE

DES TERMES DE L'ART,

Dont on a été obligé de se servir dans ce Traité.

Accident, est ce qui accompagne ou ce qui survient à une maladie, comme la colique, les vomissemens, aux Descentes.

Adhérence. Ce mot signifie l'union que contractent ensemble les parties qui forment les Hernies, ou celles qu'elles contractent avec les parties dans lesquelles elles descendent, comme avec les bourses, ou avec les lévres de la partie naturelle dans la femme, ou avec la peau qui couvre le nombril, &c.

Anatomie, est la dissection ou décomposition artificielle du corps humain, pour connoître la structure, la connexion, la situation, & l'usage de toutes les parties qui le composent.

Anneaux, sont des ouvertures qui sont à côté du pénil; il n'y en a qu'un de chaque côté; ils servent à laisser passer les vaisseaux spermatiques dans les hommes, & les ligamens ronds de la matrice dans les femmes. *Voyez* page 61.

Antérieurs, signifie qui est devant La partie antérieure de la tête est la face, ou le visage.

C c

Anti-périftaltique. Mouvement particulier des inteftins. C'eft une efpece de mouvement vermiculaire contre nature, qui fe fait du bas en haut; il eft oppofé au mouvement périftaltique. Quelques Anatomiftes prétendent qu'il eft naturel, & même néceffaire pour mieux broyer les alimens dans les inteftins grêles, & pour en faire exprimer le chyle. Ils veulent qu'il ne foit contre nature que lorfqu'il devient convulfif, & qu'il furmonte le mouvement périftaltique, alors les matieres remontent dans l'eftomac, & fortent par la bouche, comme il arrive dans la colique de miferere. *Voyez* page 76.

Arcades crurales, 'eft une ouverture qui fe trouve dans le pli de chaque cuiffe, & cette ouverture fert à laiffer paffer les vaiffeaux qui portent le fang à la cuiffe, à la jambe & au pied pour leur nourriture, & à rapporter celui qui n'a pu fervir à la nourriture de ces parties.

Aftringens. Remédes qui ont la vertu de refferrer, de froncer, de raccourcir les fibres, & de retrécir les pores des parties fur lefquelles on les applique. On fe fert auffi de ces remédes intérieurement, mais avec plus de choix.

Atonie. L'on entend par ce terme la foibleffe, l'abattement, le relâchement d'une partie par la perte de fon reffort.

Bandages. Ce font des liens folides, qui, par leur compreffion toujours égale, bouchent exactement les ouvertures qui donnent paffage aux parties, & qui les empêchent de fortir de la capacité du ventre quand elles y font rentrées.

Suivant cette defcription, je n'entends parler que des Bandages méthodiques, je veux dire des Bandages d'acier, qui font les feuls dans lefquels fe trouvent les qualités néceffaires pour retenir les Hernies les plus petites & les plus fimples, comme les plus groffes & les plus compofées.

Baffin. C'eft cette partie qui forme cette cavité que l'on appelle communément le bas-ventre. *Voyez* fa définition & fa compofition, page 2.

Borborigmes. Bruit qui fe fait entendre dans les gros inteftins, par des vents ou des flatuofités qui les diftendent & courent de cellules en cellules dans leurs circonvolutions. Ce bruit ou murmure eft un fymptome ordinaire des indigeftions, des coliques, des affections hypocondriaques & hyftériques. Les carminatifs font les remédes particuliers.

Bourfes. V. la définition & le détail à la page 53.

Bubonocèle, eft une Hernie des aînes, efpece de Defcente caufée par le déplacement & la chûte de l'épiploon, ou d'un inteftin, ou des deux enfemble, hors du bas-ventre, & bornée au pli de l'aîne. Ces parties peuvent fortir, par ce que l'on appelle les anneaux des mufcles épigaftriques, ou par deffous le ligament de fallope; dans le dernier cas, la Defcente prend le nom d'Hernie crurale. On nomme auffi le Bubonocèle Hernie incomplette, à la différence de celle qui defcend jufques dans le fcrotum aux hommes, ou jufqu'aux lévres des parties naturelles aux femmes, & qu'on appelle Hernie complette.

C c 2

Boyaux. L'on entend par ce mot vulgaire, les intestins qui forment un grand conduit rond, membraneux, comme l'estomac, qui s'étend depuis celui-ci jusqu'au fondement. Ils sont six ou sept fois aussi long que le corps, ils font plusieurs contours dans le ventre.

Pour empêcher qu'ils ne s'entortillent les uns dans les autres, ils sont maintenus en place par le moyen du mésentère auxquels ils sont attachés, comme une manchette au poignet d'une chemise. *Voyez* leur division à la page 40.

Carminatif. Terme de Médecine, qui se dit des remédes qu'on applique aux coliques, & autres maladies flatueuses pour dissiper les vents.

Castration. Est une opération de Chirurgie, au moyen de laquelle on enleve les testicules attaqués de mortification ou de sarcocèle, qui n'ont pu céder aux remédess ordinaires.

Cataplasmes. Sont des remédes de consistance molle, en forme de bouillie.

Cause. Est une affection contre nature, qui produit une maladie, ou qui concourt à la faire naître; je les divise en causes éloignées, en causes prochaines ou conjointes, & en causes déterminantes, comme, par exemple, celles qui viennent du tempérament & de la façon de vivre, que je regarde comme éloignées: celles qui viennent des sérosités trop abondantes, qui abreuvent sans cesse les parties, qui les relâchent; ce font là les causes prochaines ou conjointes, parce qu'elles mettent les

parties dans la difposition prochaine de
fortir pour former les Hernies, lorfque
celles que je nomme déterminantes vien-
nent à agir, comme les efforts de toute
efpèce

Céliaque. Artère du bas-ventre qui vient de
l'aorte : l'artère Céliaque fe divife en deux,
la droite va au foie, & la gauche à la rate.

Chirurgie. Et une fcience qui procure la con-
noiffance des maladies du corps humain,
& l'art de guérir ces maladies par l'opé-
ration de la main, ou par quelque reméde
extérieur.

Chirurgien - Herniaire. Eft celui qui traite par-
ticulièrement les Hernies ou Defcentes,
qui en fait fon unique application.

Chyle. Eft une liqueur qui réfulte des alimens
lorfqu'ils ont été digérés.

Circonvolution. Eft un terme affecté aux
boyaux, pour exprimer leur arrangement,
par lequel ils forment des difpofitions de
cercle de diftance en diftance ; chaque partie
de ces portions de cercle fe nomme cir-
convolution.

Circulation. Eft un mouvement que fait le
fang, qui, plufieurs fois dans un jour,
eft porté du cœur dans toutes les parties
du corps, par le moyen des artères, & qui
retourne de ces mêmes parties au cœur,
par le moyen des veines.

Cirfocèle, Hernie variqueufe. C'eft une tumeur
des tefticules & du cordon des vaiffeaux
fpermatiques, caufés par des varices qui y
forment des efpeces de nœuds ; ainfi c'eft
une fauffe Hernie.

Cæcum. Le premier des gros boyaux, ainfi

nommé, parce qu'il eſt fait comme un ſac, n'ayant qu'une ouverture qui lui ſert d'entrée & de ſortie. Il eſt ſitué au côté droit, plus bas que le rein. Les Anatomiſtes ſont fort partagés ſur ſon uſage, qui eſt très-obſcur.

Colique. Douleur plus ou moins violente qu'on ſent dans le bas-ventre ; elle a été ainſi appellée, parce qu'on a cru que le ſiége ordinaire de cette maladie étoit l'inteſtin colon. Il y a trois ſortes de coliques, la bilieuſe, la venteuſe & la néfrétique.

Colon. Eſt le nom du ſecond des gros boyaux qui eſt entre le cœcum & le rectum. Il va depuis le rein droit juſqu'à la cavité du foie. De-là, s'attachant au fond du ventricule, & portant ſur la rate, il eſt lié au rein gauche, d'où il deſcend en forme d'une S, juſqu'au deſſus de l'os ſacré, & va ſe terminer au rectum ; de ſorte qu'il enferme preſque tous les boyaux grêles ; c'eſt dans ces replis que s'arrêtent & ſe forment les excrémens ; c'eſt de lui que la colique a pris ſon nom.

Compliquée. L'on appelle maladies compliquées, celles qui ſont accompagnées de quelqu'autre maladie.

Contentif, terme de Chirurgie. On appelle Bandage contentif, celui qui ne ſert qu'à retenir les médicamens ſur une partie malade : il s'applique à toutes les parties du corps.

Contraction, roidiſſement. Eſt l'action par laquelle les parties ſe criſpent, ſe rétréciſſent & ſe roidiſſent.

Cure, curation, guériſon. Eſt l'action par la-

quelle on guérit une maladie. Il y a deux
especes de cures; l'une que l'on nomme radicale, l'autre que l'on nomme palliative.
La cure radicale, est celle au moyen de laquelle l'on guérit une maladie, en la détruisant jusqu'à la racine : la cure palliative
est celle par laquelle l'on ne guérit qu'imparfaitement une maladie, en ne s'attachant qu'à en corriger les accidens les plus
pressans.

Dartos, terme d'Anatomie. Muscle cutanné
du scrotum ; il est tissu de beaucoup de
fibres charnus. Le Dartos a plusieurs veines & plusieurs arteres ; il enveloppe les
deux testicules, & s'avance entr'eux pour
les séparer.

Déchirement. C'est la division de quelques
membres du corps, qui se fait avec violence.

La cause des Hernies ventrales est toujours un déchirement, qui ne survient que
par quelqu'effort très-rude, & qu'aux endroits où il y a eu abcès ou plaies, qui,
n'ayant pas été bien cicatrisée, laisse le
péritoine sujet à se déchirer ou à se r'ouvrir.

Défensif, en terme de Chirurgie, est ce qui
sert dans la cure d'une plaie à empêcher la
violence de la douleur, l'hémorragie,
l'impression de l'air extérieur, &c.

Descente. Voyez Hernie, page 61.

Désopilatif. Remede qui amollit, qui résoud,
qui ôte les obstructions

Diagnostic. Signe, connoissance de l'état présent, & de la nature des maladies ou de
la santé par des marques qui les caractérisent.

Diaphragme. Est un muscle qui forme la cloison qui sépare la cavité de la poitrine d'avec le bas-ventre.

Diéte. Régime de vivre, qui consiste dans l'abstinence des alimens nuisibles à un malade, & dans l'observance des choses qui lui sont permises.

Différences. Distinguent les especes de maladies qui sont comprises sous un même genre.

Dogmatique, Chirurgien. Est celui qui, fondé sur des principes solides & des fondemens justes, agit avec connoissance, & ne hazarde rien.

Duodenum. Est le premier des boyaux. *Voyez* sa définition à la page 40.

Empyrique, Chirurgien. Est celui qui se conduit par la seule expérience, laquelle est presque toujours trompeuse, parce qu'elle n'est appuyée d'aucun principe.

Entérocelle. Descente de boyau, & une espece d'Hernie dans laquelle le boyau tombe dans l'aîne, ou dans le scrotum.

Entéro-épiplocele. Espece de Hernie dans laquelle les intestins & l'épiploon sont tombés ensemble dans le scrotum.

Entéro-épiplomphale. Hernie ombilicale, faite par la sortie de l'intestin & de l'épiploon ensemble.

Entero-hydromphale. Hernie de l'ombilic, faite par la sortie de l'intestin, & par un amas de sérosités

Entéromphale. Espece d'exomphale ou de Hernie du nombril, faite par la sortie seule de l'intestin.

Epiplocele. Hernie formée par la sortie de l'épiploon.

Epiploon. Eſt une partie contenue du bas-ventre. *Voyez* ſa définition à la page 34.

Equivoque. L'on donne cette épithéte aux ſignes qui peuvent convenir à pluſieurs maladies, & qui n'en caractériſent aucune.

Erétiſme. Irritation, tention violente des fi-bres qui compoſent les vaiſſeaux de toutes eſpeces, & qui s'oppoſe à la liberté de leurs mouvemens.

Eſtomac. Voyez ſa définition à la page 37.

Externe. Epithéte qui caractériſe une partie qui eſt au dehors d'une autre, comme la ſur-peau qui eſt la partie la plus externe du corps.

Extirpation. Opération de Chirurgie, par la-quelle on retranche quelque partie du corps, en le coupant, ou en l'arrachant.

Farines réſolutives. Quand on preſcrit les fari-nes réſolutives en cataplaſmes, ſans ſpéci-fier aucune eſpece de farine, l'on comprend celles d'orobes, de lupins, de feves, d'or-ges, de lin, de fenugrec, de lentilles. Quand on ſpécifie les quatre farines réſolu-tives, ſans les déſigner, l'on doit entendre les quatre farines.

Fibre. Eſt la partie la plus ſimple & la plus fine de tout le corps.

Fomentation. Médicament que l'on applique en forme liquide ſur quelque partie du corps, ſuivant les indications.

Fondans. Remédes qui fondent, qui réſolvent les humeurs épaiſſies & coagulées.

Gangrene. Commencement de corruption & de mortification dans les parties molles du corps, accompagné d'inſenſibilité, d'une

couleur livide , & d'une odeur infuppor-
table. Quand la mortification eft entiere ,
on l'appelle fphacele.

Genre-nerveux. Eft tout ce qui eft nerf dans
notre corps.

Graiffe. Voyez fa définition à la page 12.

Habituelle. Epithéte qui fe donne aux Hernies
anciennes , parce que l'on s'habitue , pour
ainfi dire , aux incommodités qu'elles cau-
fent.

Herniaire. Chirurgien qui s'attache au traite-
ment & à la guérifon des Hernies.

Hernie. Defcentes ou rupture. *Voyez* fa dé-
finition à la page 61 & fuivantes.

Hocquet. Infpiration fubite & avec bruit, par
laquelle le diaphragme eft pouffé tout d'un
coup avec impétuofité en bas ; ce mouve-
ment arrive par l'irritation des nerfs.

Hydrentérocele. Efpece de Hernie du fcrotum,
caufée par la chûte de l'inteftin , & la pré-
fence des eaux qui s'y trouvent auffi renfer-
mées.

Hydrocele. Efpece de Hernie fauffe , caufée par
une certaine quantité d'eau amaffée dans
une partie.

Hydromphale. Hernie aqueufe de l'ombilic.

Hydrophyfocele. Hernie fau e du fcrotum cau-
fée par des eaux & de l'air.

Hydropifie. Maladie caufée par un amas d'eau
dans quelque partie du corps.

Hydrocirfocele. Fauffe Hernie du fcrotum, fai-
tes d'eau & de varices.

Jejunum. C'eft le fecond des boyaux grêles ou
petits boyaux.

Ileum. Eft le troifieme des boyaux grêles ou
petits boyaux.

Iliaque. Passion, douleur très-violente que
l'on sent particulierement dans le boyau
ileum. On appelle encore cette maladie,
misreere, volvulus, chardapsus, dans cette
maladie qui est causée le plus ordinaire-
ment par l'étranglement du boyau. Dans
les Hernies, les malades rendent les excré-
mens par la bouche, à ce que l'on pense;
s'ils ne les vomissent pas, les matieres qu'ils
rejettent en ont au moins toute l'odeur.
Voyez la page 73 & suivantes, l'étrangle-
ment du boyau.

Indication. Connoissance de l'état d'une per-
sonne qui fait choisir les moyens que l'on
doit employer pour lui conserver la vie,
ou pour guérir les maladies dont elle est
attaquée, ou du moins pour en adoucir les
symptomes ; ce qui établit trois especes
d'indication, la conservative, vitale ou
préservative, la curative & la palliative.

Inguinal, qui appartient à l'aîne. L'on appel-
le glandes inguinales, les glandes des aînes ;
l'on nomme Hernie inguinale, celle qui
vient dans l'aîne. *V.* à la p. 145., ch. V.

Intestin ou *Boyau.* C'est la même chose.

Inversion ou *renversement,* se dit d'une partie
qui, en se retournant, fait voir en dehors
sa partie de dedans, comme la matrice,
quand elle est retournée ou renversée. *Voyez*
à la page 219, & suivantes.

Kirsocele ou Hernie fausse. Est une maladie
dans laquelle les veines des bourses &
celles qui retiennent les testicules sont
dilatées, & forment à ces vaisseaux ce que
l'on nomme dans les autres parties des
varices.

Latéral. Signifie de côté.

Lymphatiques (Vaisseaux). Sont ceux qui contiennent la partie blanche du sang que l'on nomme la lymphe.

Matrice. Est le principal organe de la génération dans la femme.

Membrane, terme de Médecine. Peau, enveloppe des chairs, & autres parties du corps humain qui les lient, qui les bornent & les renferment.

Méſentère. Est une des parties contenues dans le bas - ventre. *Voyez* ſa définition à la page 46.

Miſerere, terme de Médecine. Est une maladie des inteſtins. Il y en a qui ont été guéris de cette maladie en avalant une balle de mouſquet, qui par ſon poids remet le boyau en état.

Mouvement anti-périſtaltique. Est un mouvement contraire au mouvement naturel des boyaux que l'on nomme

Mouvement périſtatique. Est un mouvement vermiculaire, c'eſt-à-dire, pareil à celui des vers de terre, par leſquels ils s'allongent & ſe raccourciſſent : ce mouvement eſt néceſſaire aux boyaux pour que le chyle puiſſe entrer dans ſes vaiſſeaux, & pour faciliter l'écoulement des excrémens.

Muſcle, terme d'Anatomie. C'eſt une partie du corps compoſée de pluſeurs couches de fibres, qui peuvent s'allonger & ſe raccourcir, deſtinée pour être l'organe du mouvement.

Mutilation, terme de Chirurgie. Est le retranchement d'un membre.

Myologie. Est la partie de l'Anatomie qui

explique ce qui concerne les muscles.

Nausée. Envie de vomir, accompagnée de dégoût & de salive à la bouche.

Ombilic. C'est la même chose que nombril.

Omphalocele. Hernie ombilicale, dont les causes sont occasionnées par les efforts, les cris, l'abondance des sérosités, les accouchemens laborieux & difficiles.

Opération, terme de Chirurgie. Action méthodique de la main du Chirurgien sur le corps de l'homme pour lui rendre ou conserver la santé.

Oscheocele. Hernie qui descend dans les bourses, autrement dite Hernie complette.

Péritoine. Voyez sa définition à la page 29 & suivantes.

Pessaire. On appelle Pessaire les instrumens dont on se sert pour contenir la matrice dans sa situation naturelle. Ils different entr'eux par leur figure ; il en est de pleins, de creux, de ronds, de quarrés, d'ovales, de convexes ; en général les formes rondes & ovales sont préférables.

Les Pessaires different encore par les matieres dont ils sont composés ; on en fait de liége, de cire, d'or, d'argent, d'yvoire & d'acier.

Pneumatocele. Se sont des vens qui se glissent dans les bourses.

Postérieur. Est le derriere, par exemple, la partie postérieure de la jambe est le mollet.

Pronostic. Jugement que l'on fait de l'événement d'une maladie, par les signes qui l'ont précédée ou qui l'accompagne.

Prgonostics, signes. Sont ceux qui dénotent ou font conjecturer ce qui peut arriver de bon

ou de mauvais dans une maladie & même
dans la santé.

Pubis, terme d'Anatomie. Qui se dit d'un des
os de la hanche, qui est situé à la partie an-
térieure & moyenne du tronc. On l'appelle
autrement, l'os du pénil ou l'os barré.

Pilore, terme de Médecine Qui se dit de l'ori-
fice intérieur de l'estomac, qui est à son côté
droit, par où il se vuide.

Rectum. Est le dernier des gros boyaux. *Voyez*
à la page 44, sa composition.

Réduct on, terme de Chirurgie. L'action de
réduire, de remettre, de faire rentrer les
parties déplacées, comme les boyaux &
l'épiploon dans les Hernies.

Répercussifs. Sont des remédes qui ont la vertu
de repousser les humeurs en dedans, en
augmentant le ressort des fibres.

Résolutifs. Ce sont des remédes que l'on ap-
plique sur la peau, & qui ont la vertu d'at-
ténuer & de diviser les humeurs arrêtées
dans quelques parties, & de les dissiper,
soit en les faisant transpirer au travers de la
peau, soit en les faisant rentrer dans la voie
de la circulation.

Rupture. Voyez Hernie.

Sarcocele. Est un gonflement du testicule, causé
par l'engorgement du sang dans les vaisseaux
de sa substance.

Sarcoépiplocele. Hernie complette, faite par
la chûte de l'épiploon dans le scrotum, ac-
compagné d'adhérence & d'excroissance
charnue.

Sarcoépiplomphale. Hernie au nombril, la
même que le sarcoépiplocele au scrotum.

Sarcohydrocele. C'est un sarcocele accompagné

de l'hydrocele : ce qui arrive aſſez ſouvent dans cette tumeur par la compreſſion & la rupture des vaiſſeaux lymphatiques.

Spermatocele. Gonflement du teſticule, avec dureté dans ſa ſubſtance, & douleur tant au teſticule qu'au cordon ; cette maladie eſt tres-fâcheuſe quand on n'y remédie pas promptement.

Stéatocele. Eſpece de fauſſe Hernie, tumeur du ſcrotum cauſée par une matiere ſembla-ble à du ſuif.

Suſpenſoire. Eſpece de Bandage de toile ou de futaine qui ſert à ſoutenir les bourſes.

Taxis. Operation de Chirurgie, au moyen de laquelle on remet en ſituation les parties déplacées ; elle a principalement lieu dans les Hernies, pour faire rentrer le boyau & l'épiploon dans le ventre. *Voyez* comment ſe fait cette opération à la page 169 & ſui-vantes.

Tumeur. C'eſt une élévation contre nature, qui ſurvient à quelque partie du corps.

Tunique. C'eſt la même choſe que membrane. *Voyez* Membrane.

Varicocele. L'on nomme Varicocele, quand les veines des bourſes & du muſcle qui les fait mouvoir, ſont dilatées ou groſſes, ex-traordinairement noires & parſemées de diſtances en diſtances, d'eſpeces de nœuds qui les rendent inégales.

Ventrale. Adjectif, qui déſigne les Hernies qui viennent aux parties antérieures du ventre.

Vermineux. C'eſt tout ce qui a rapport aux vers ; une poche vermineuſe eſt un kiſte rempli de vers ; une Hernie vermineuſe eſt une Deſcente dans laquelle il y a des vers,

quelquefois ils se font jour à travers le boyau
& la bourse : cette espece de Hernie de-
mande d'autant plus d'attention, qu'elle
est peu connue.

Vertèbre. Petit os, dont plusieurs de suite font
la composition de la troisieme partie du
squelette de l'homme.

Viscères, terme d'Anatomie. Il se dit du cœur,
du foie, du poumon, des boyaux & autres
parties intérieures de l'homme.

Umbilic, terme d'Anatomie. C'est le milieu
de la partie moyenne du bas-ventre par
où passent les vaisseaux umbilicaux dans le
fœtus.

Univoque. Signe de maladie, particulier à
chaque maladie. Les signes univoques de
l'Hernie ou Descente de boyau, sont la gros-
seur qu'elle forme, la facilité qu'elle a de sor-
tir & de rentrer, & le bruit ou gargouillement
que fait le boyau, ou les vents & matieres
qu'il contient en rentrant.

Volvulus, terme d'Anatomie. C'est le nom que
donne à la colique que l'on appelle autre-
ment le miserere ou passion iliaque.

Vomissement. Sortie avec efforts & violence,
par la bouche, des matieres contenues dans
l'estomac & même dans les boyaux.

Xiphoïde. Cartilage qui se trouve dans la
partie que l'on nomme communément le
creux de l'Estomac. Ce cartilage est ce que
l'on nomme vulgairement le Brech

Fin du Vocabulaire.